Inhalt

So schmeckt's

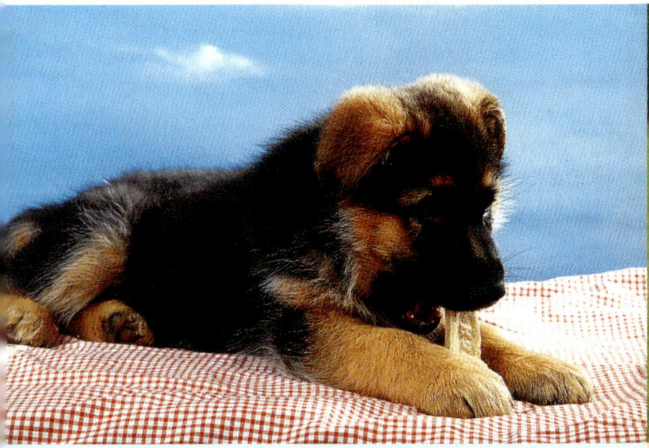

Dose, Trockenfutter oder selbst gekocht? Finden SIe heraus, welches Futter zu Ihrem Hund und Ihrem Leben passt!

Diät & Co.

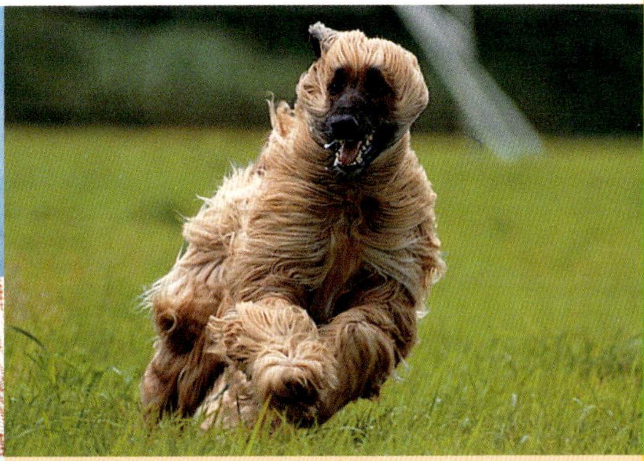

Nicht immer läuft alles glatt im Hundeleben: Rund um die Fütterung bei Krankheit und in speziellen Situationen.

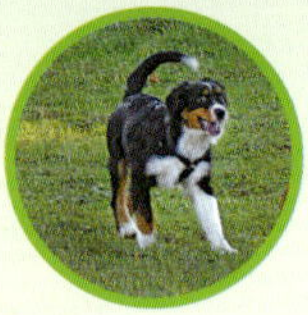

Mein Hund isst gesund

Ein Hund, der ständig am Fressen mäkelt? Ein Hund mit Pölsterchen? Ein Hund, der kaum noch Zähne hat? Für (fast) jedes Ernährungsproblem gibt es eine Lösung!

Aber nicht nur für „Problemfresser" finden Sie in diesem Buch Tipps und Informationen, auch die ganz alltägliche Ernährung des gesunden Hundes wird hier leicht verständlich und doch umfassend erklärt, einfache Rezepte erleichtern die praktische Umsetzung.

Vom Welpen über den Familienhund, aktiven Sporthund oder die Zuchthündin bis hin zum vierbeinigen Senior: Sie erfahren, welche Ansprüche Ihr Hund in punkto Ernährung hat – und wie Sie diesen Ansprüchen gerecht werden. Aber keine Angst: Es erwarten Sie keine trockenen Tabellen und graue Theorie, sondern anschauliche und lebendige Beispiele, die so richtig Lust auf mehr machen!

Ob Fertigfutter oder selbst gekocht, ob Gourmetmenü oder Diätküche: Mit dem richtigen Knowhow wird das Füttern zum Kinderspiel. Und Ihr Hund rundum fit!

Entdecken Sie selbst, wie viel Spaß es macht, seinen Hund mit der richtigen Ernährung aktiv und fröhlich zu erhalten. Schließlich profitieren auch Sie davon, denn: Liebe geht durch den Magen – auch beim Hund!

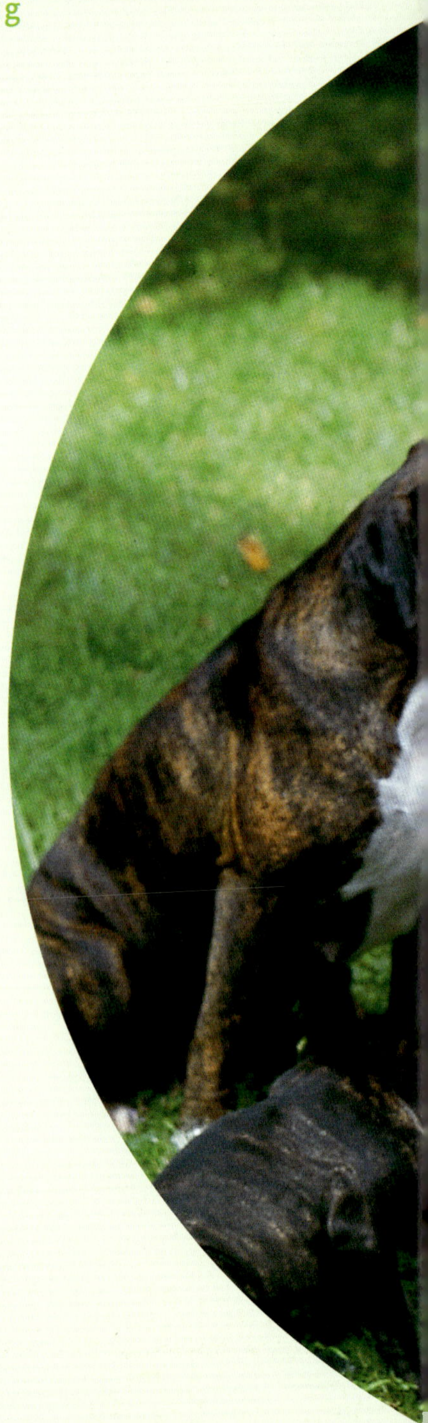

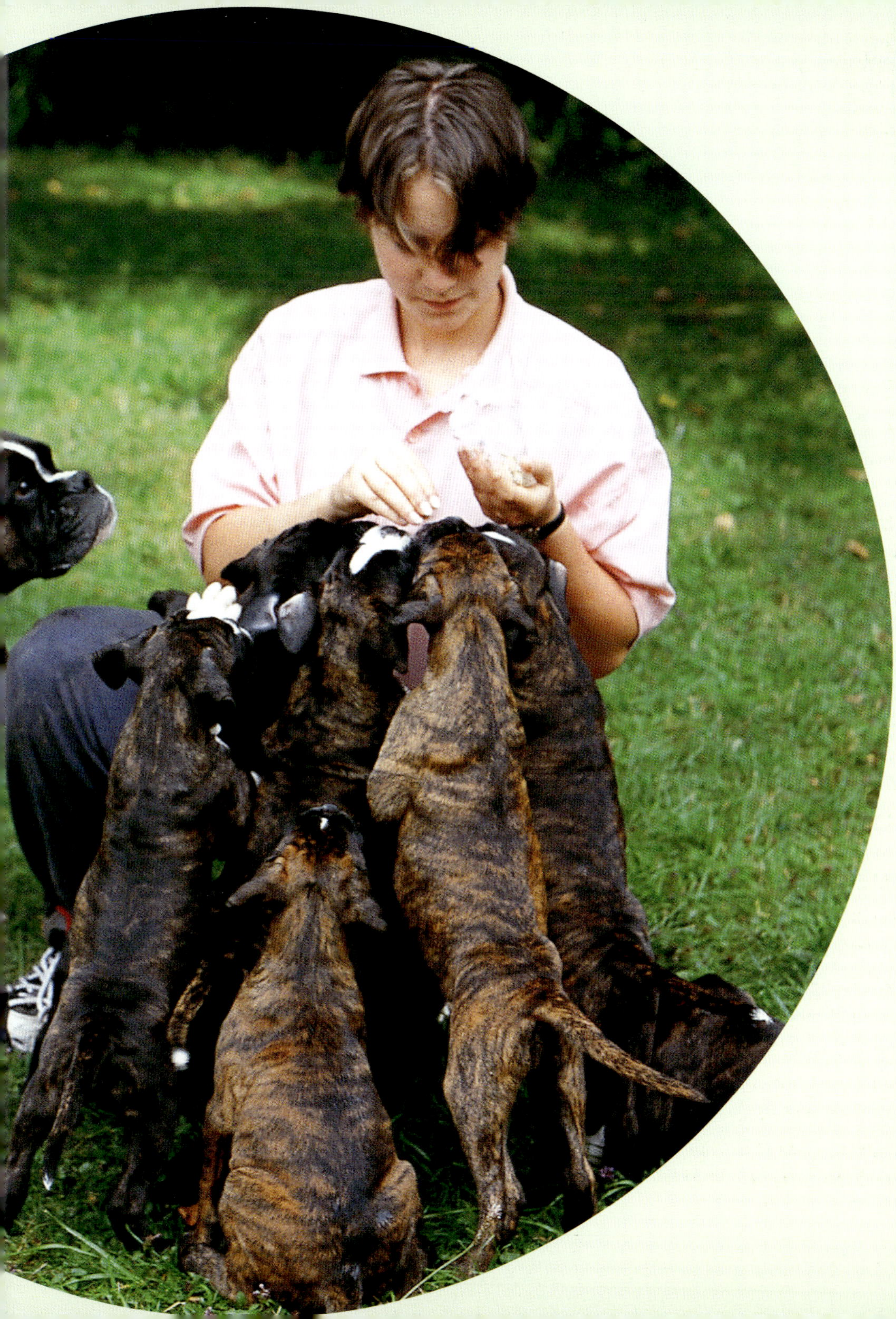

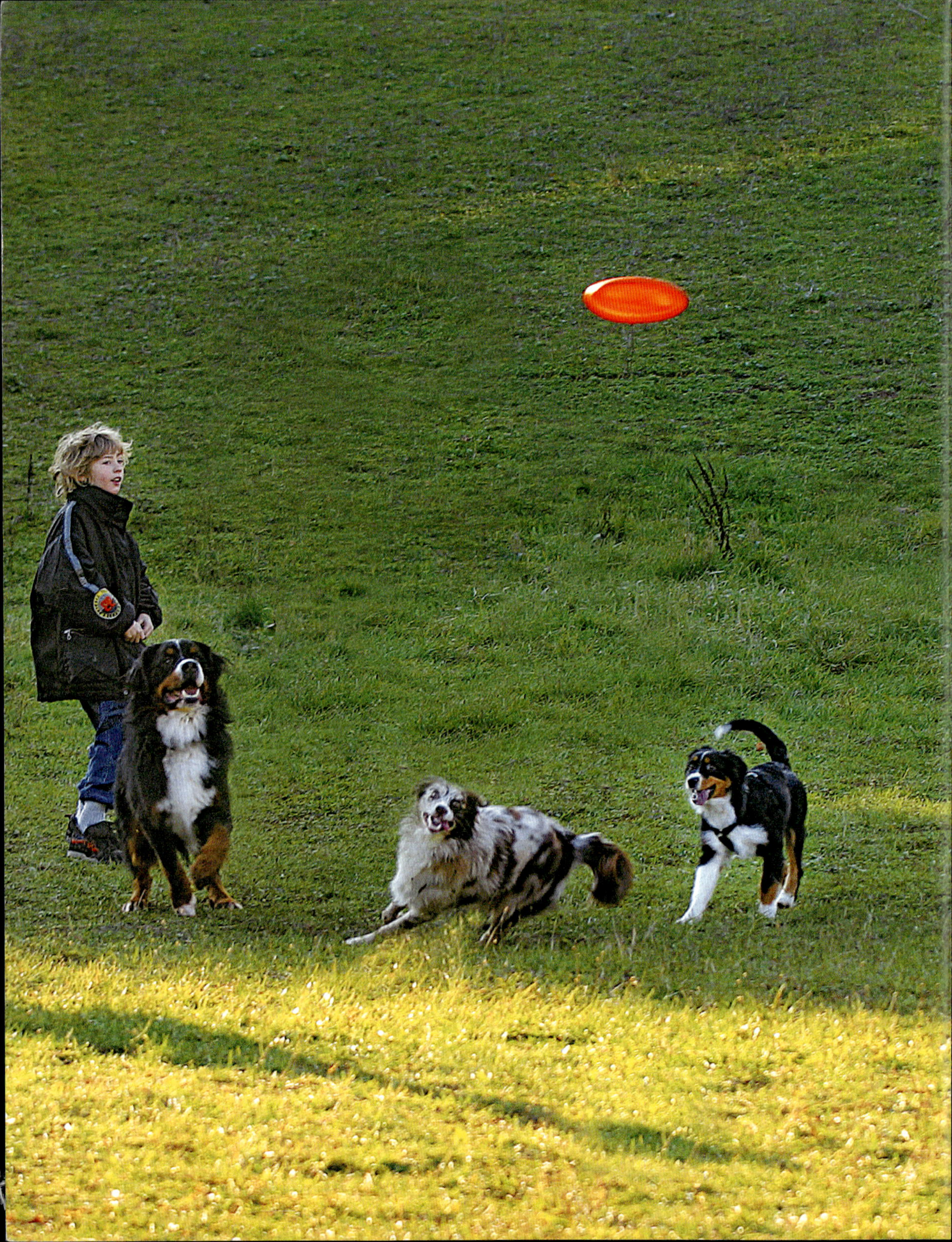

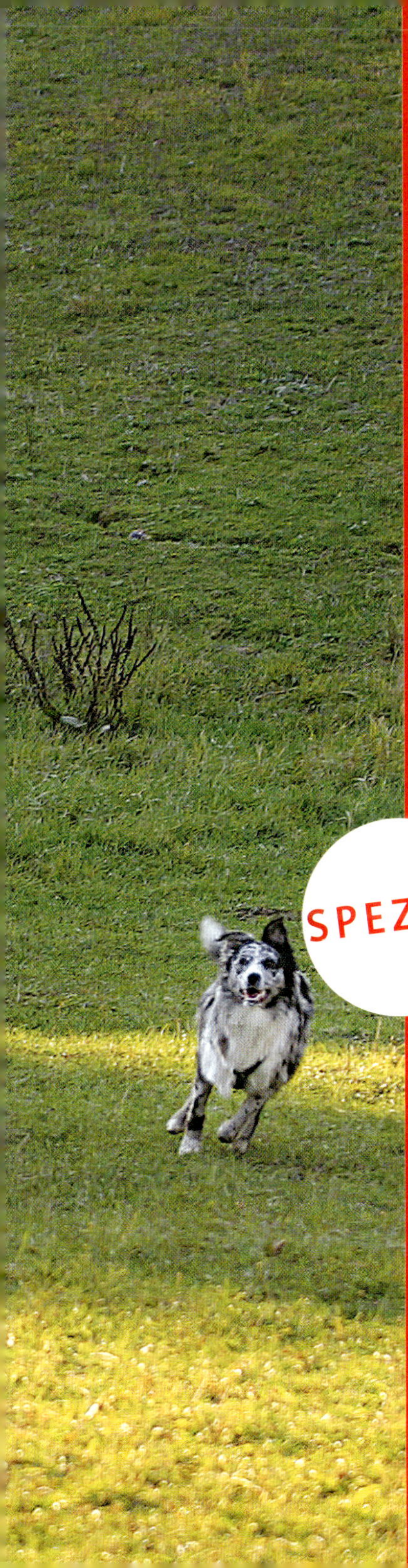

Basics

Vom Jäger zum Gourmet

„Wölfe sind Fleischfresser, also brauchen sie Fleisch. Hunde stammen vom Wolf ab, also leben sie auch von Fleisch." War das auch immer Ihre Meinung? Wenn ja, sollten Sie unbedingt weiterlesen, denn ich möchte Ihnen eine etwas komplexere Einsicht in die Ernährungsweise des vermeintlichen Fleischfressers bieten.

Ein Wolfsrudel hat ein Reh aufgespürt und nach einer längeren Hetzjagd gerissen. Die Jäger machen sich nun über ihre Beute her: Das erlegte Tier wird buchstäblich mit Haut und Haaren verschlungen. Und dies ist der Schlüssel zur Ernährung von Wölfen (und auch Hunden): Nicht nur das Muskelfleisch wird vertilgt, sondern auch die Haut, die Organe, Magen und Darm inklusive Inhalt. Und natürlich landen auch das Fett und die Knochen im Wolfsbauch.

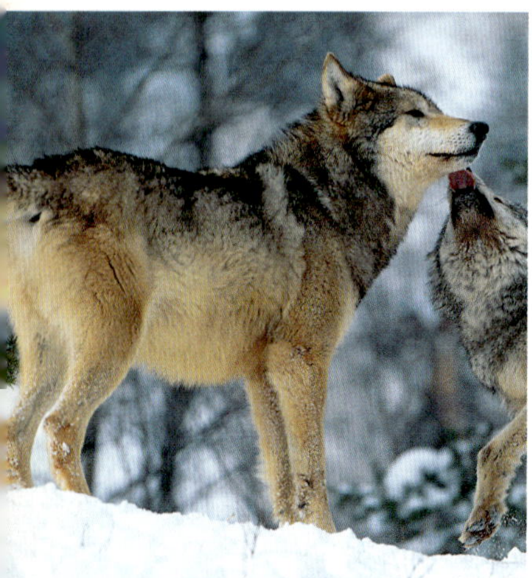

Wölfe leben nicht nur von Fleisch.

Von Fleischfressern und Pflanzenfressern

Alle Säugetiere werden nach ihrer Ernährungsweise in eine von drei Gruppen eingeteilt. Unterschieden werden:

- **Fleischfresser** Hierzu zählt man zum Beispiel hundeartige und katzenartige Raubtiere. Neben Wölfen und Hunden also auch Füchse, Löwen, Tiger und Hauskatzen. Merkmale der Fleischfresser sind ihr Gebiss und ihr relativ kurzer Darm.
- **Pflanzenfresser** zählen zur bevorzugten Beute der Fleischfresser. Sie haben alle einen ziemlich langen Darm, der zudem von vielen speziellen Bakterien besiedelt ist. Außerdem besitzen sie Backenzähne mit einer breiten Kaufläche und meist ausgeprägte Schneidezähne. Typische Vertreter sind Rinder, Pferde, Hirsche und Rehe, aber auch Hasen und Kaninchen.
- **Die Allesfresser** schließlich nehmen eine Mittelstellung ein. Ihre relative Darmlänge liegt zwischen der von Fleisch- und Pflanzenfressern. Ihre Zähne zeigen Merkmale beider Gruppen. Ein typischer Allesfresser ist das Schwein.

Wie alle Klassifizierungen ist auch diese ein recht starres Gerüst. Bestimmte Kriterien wurden als Maßstab festgelegt, andere außer Acht gelassen. Und bei manchen Tieren streiten sich die Experten, zu welcher Gruppe es nun eigentlich gehört … Der Mensch beispielsweise hat eher den Darm eines Allesfressers und das Gebiss eines Pflanzenfressers. Und auch der Hund ist zwar ein so genannter Fleischfresser, kann und muss aber neben reinem Fleisch noch jede Menge anderer Dinge fressen!

Anpassungsfähiger Hund

Die Vorfahren des heutigen Hundes lebten über Jahrtausende am Rande der menschlichen Gesellschaft. Sie waren zuerst Kommensalen, also „Mitesser", und ernährten sich von dem, was die Menschen hinterließen: Küchenabfälle, Knochen, sogar Exkremente. Ab und zu ein kleines Beutetier, eine Ratte oder ein Kaninchen, ergänzte die Speisekarte. Die vielseitige Ernährungsweise ihres Stammvaters, des Wolfes, kam den Hunden hier entgegen. Später, als die Menschen begannen, Hunde zu halten und zu züchten, fütterten sie sie auch. Allerdings sehr spartanisch: Mehr als Brot, Milch und Knochen gab es viele Jahrhunderte kaum für Hunde. Seit einigen Jahrzehnten hat sich das Blatt gewendet: Nie zuvor war das Angebot an Hundefutter so reichhaltig und ausgewogen.

SMART

Wolfsrelikte

- **Der Jagdtrieb** vieler Hunde stammt noch vom Wolf.
- **Unangenehm:** Aas- und Kotfressen sind trotzdem nicht gestörtes, sondern „normales" Verhalten.
- **Die Beute verstecken** auch heute noch viele Hunde für schlechte Zeiten. Und wenn's nur ein Schweinsohr ist!
- **Sich den Bauch** so richtig vollschlagen ist wichtig: Wer weiß, wann's das nächste Mal etwas gibt? Aus demselben Grund sind die meisten Hunde futterneidisch.

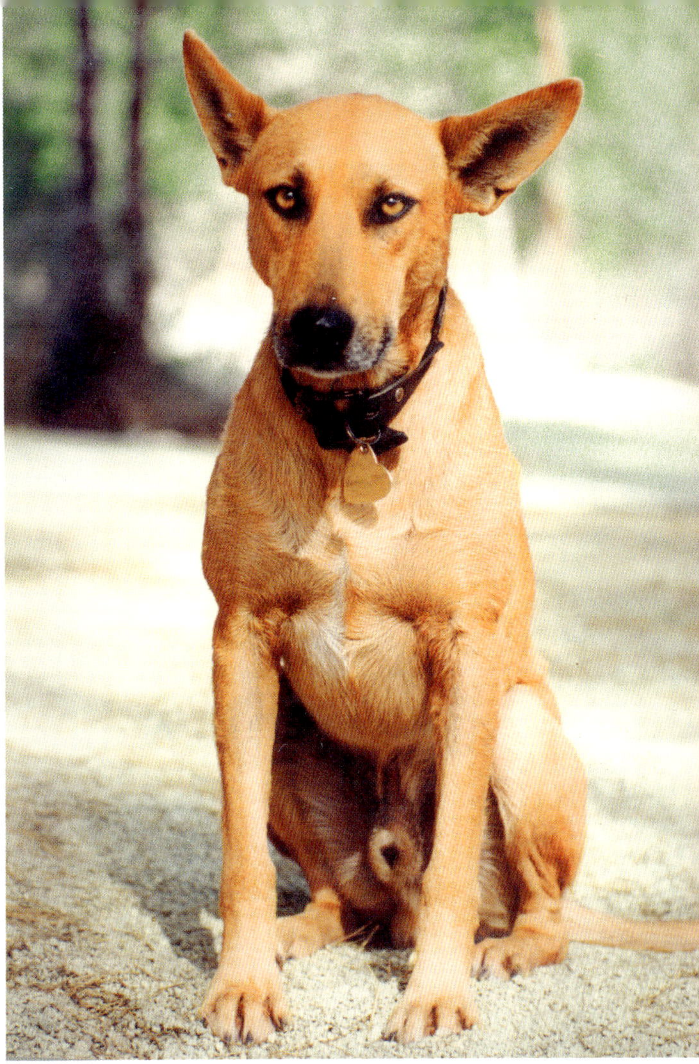

Straßenhunde *auf der ganzen Welt leben hauptsächlich von Abfällen.*

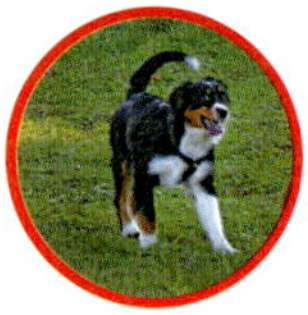

Verdauung I

Das Prinzip „Fressen und Verdauen" funktioniert bei allen Tieren gleich: Vorne kommt die Nahrung hinein und hinten kommt der Abfall wieder heraus. Das, was sich dazwischen abspielt, bleibt dem Hundebesitzer verborgen. Lesen Sie auf den nächsten Seiten, welch perfektes System die Natur entwickelt hat.

Maul und Magen

Hunde werden zu den Fleischfressern gezählt. Im Gegensatz zu den reinen Fleischfressern, wie den Katzen, haben sie auch Allesfressermerkmale: Da sind zum Beispiel die vielen Backenzähne, die besser als jene der Katze auch festere pflanzliche Nahrung zerkleinern können. Trotzdem sind Hunde hastige Fresser – anders als wir Menschen halten sie sich mit genüsslichem Kauen gar nicht lange auf. Dafür läuft ihnen vor lauter Vorfreude oft schon der Speichel aus dem Mund. Und dies ist auch gut so, denn die großen, unzerkauten Bissen brauchen reichlich „Schleim", um über die Speiseröhre in den Magen hinab zu gleiten. Auch der Magen produziert reichlich Schleim. Der ist wichtig, denn die Magensäure des Hundes ist so stark, dass sich der Magen ohne Schutzfilm selbst verdauen würde. Dafür wird sie aber auch mit Dingen fertig, an denen ein menschlicher Magen schnell scheitern würde: Knochen beispielsweise oder angefaultes Fleisch. Der Magen ist ein sehr sensibles Organ. Die Magensäure und der Schleim werden in ausreichenden Mengen produziert, wenn Nervenreize den Anblick oder den Geruch einer Mahlzeit vermelden. Im Gegenzug hemmen Stress oder Angst die Magenaktivität: Genauso wie uns Menschen schlagen auch den Hunden diese Emotionen auf den Magen. Nervöse Hunde reagieren leicht einmal mit Erbrechen und Durchfall auf stressige Situationen. Eine entspannte Atmosphäre beim Essen ist also für Mensch und Tier wichtig, damit die Verdauung „in Schwung" kommen kann.

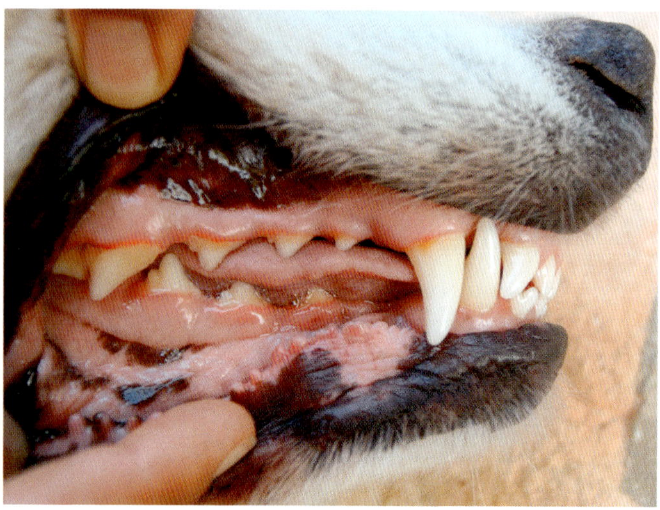

Das Hundegebiss ist ideal zum Festhalten, Zerreißen und Zerkleinern der Nahrung geeignet.

Im Magen wird die Verdauung vorbereitet

Hundespeichel enthält keine Enzyme. Deshalb können sie es sich auch leisten so zu schlingen: Anders als bei uns Menschen werden die Nährstoffe noch nicht im Maul aufgespalten, sondern erst weiter unten. Im Hundemagen wird schon ein Teil des mit der Nahrung aufgenommenen Eiweißes durch bestimmte Enzyme in kleinere Teile zerlegt, die restlichen Nährstoffe (Kohlenhydrate und Fette) können erst im Dünndarm aufgespalten werden. Durch die Eigenbewegung des Magens wird der Inhalt mit den Magensäften vermischt und zunehmend breiförmiger. Landen schwer verdauliche Stoffe im Magen, kann dies Brechreiz auslösen. Bisher war der Großteil der Verdauungsleistung mechanischer Art. Sobald der Nahrungsbrei in den Darm eingetreten ist, beginnt die so genannte enzymatische Verdauung, bei der die körpereigenen Enzyme die Nährstoffe in ihre kleineren Bauteile aufspalten. ●

SMART

Verweildauer

Wie lange eine Mahlzeit im Magen verweilt hängt von verschiedenen Faktoren ab.

› **Menge:** Große Portionen bleiben länger im Magen als kleine.
› **Viskosität:** Je flüssiger die Nahrung, desto schneller verlässt sie den Magen wieder.
› **Fettgehalt:** Fetthaltiges Futter verbleibt länger im Magen als fettarmes.
› **Faserqualität:** Unlösliche Faserstoffe passieren den Magen schneller als lösliche.

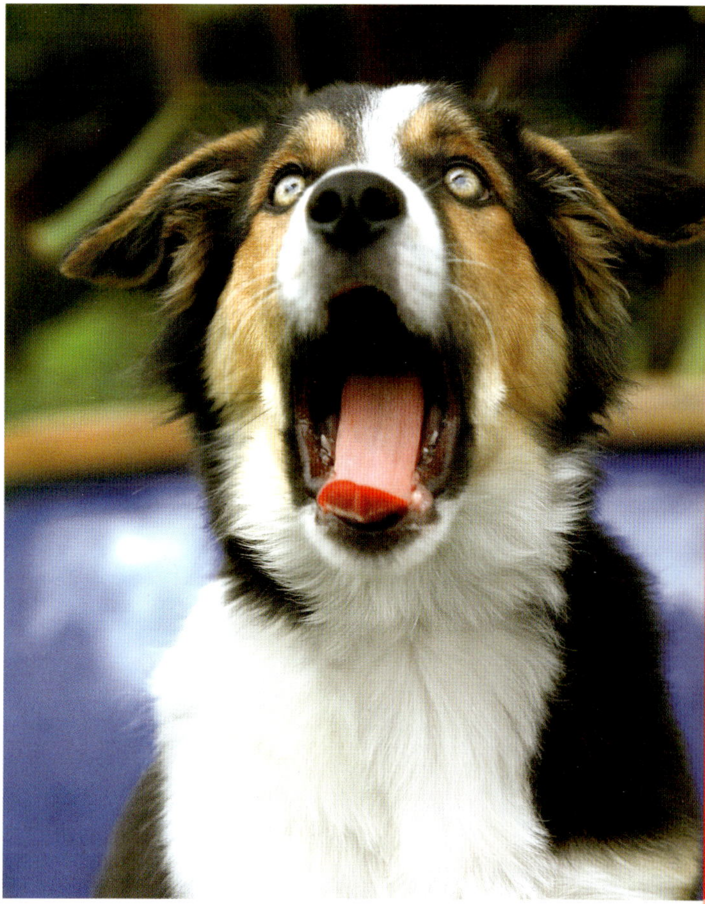

***Das Hundemaul:** Nur eine kurze Durchgangsstation.*

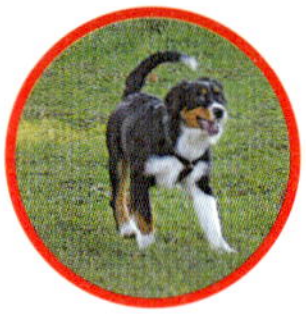

Verdauung II

Im Dünndarm spalten die Enzyme die einzelnen Nährstoffe in ihre Bestandteile auf. Leber und Bauchspeicheldrüse sind „Enzymfabriken" und den Dickdarm schließlich besiedeln wichtige Darmbakterien, die unverdauliche Stoffe zersetzen.

Dünndarm

Im Dünndarm beginnt die chemische Verdauung. Hierunter versteht man die Aufschlüsselung der Nährstoffe mit biochemischen Helfern, den Enzymen. Diese werden in Bauchspeicheldrüse und Leber gebildet und über Ausführungsgänge in den Darm geschleust. Manche Enzyme werden erst im Darm aktiviert, da sie sonst ihr Ursprungsorgan gleich selbst verdauen würden. Der Darm ist vor Selbstverdauung geschützt: Ebenso wie der Magen bildet er einen schützenden Schleim. Aber nicht nur die Enzyme tragen zur Verdauung bei. Die Eigenbewegung der Darmmuskulatur durchmischt den Inhalt ständig. Die so genannten Darmzotten (das sind tausende kleine, fransenartige Schleimhautausstülpungen) vergrößern die Darmoberfläche um das 600-fache. Dadurch wird eine optimale Aufnahme der Nährstoffe gewährleistet.

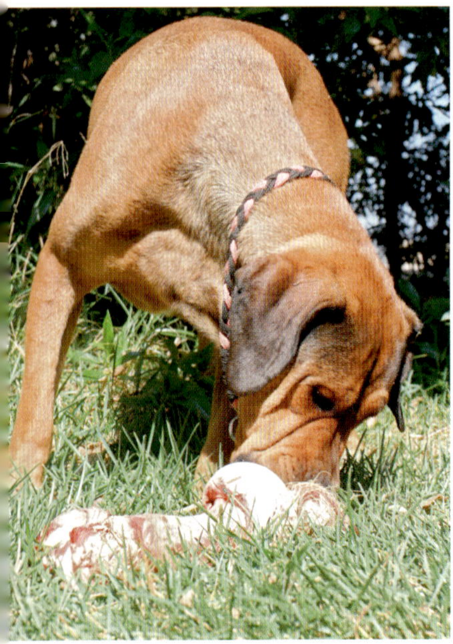

Knochenmahlzeit: Hier stimmen die Proportionen ...

Nährstoffaufnahme und Abfallabgabe

Bis hierher hat der Körper Akkordarbeit geleistet: Die Nahrungsbestandteile wurden in ihre absorbierbaren Bestandteile zerlegt. Die Darmzellen schleusten diese Bestandteile, die Vitamine und Mineralstoffe, ins Blut. Die Leber ist die Schaltzentrale für den Nährstoffumbau. Dabei entstehen natürlich auch Abbauprodukte, die der Körper wieder loswerden muss. Diese Abfallstoffe (die vor allem beim Proteinstoffwechsel anfallen) werden über die Nieren mit dem Urin und über die Galle mit dem Kot wieder abgegeben. So wird verständlich, warum zu viel Protein die Leber und die Nieren auf Dauer belasten können.

Im Dickdarm

Wenn der Darminhalt in den Dickdarm eintritt, ist die Verdauung weitgehend abgeschlossen. Der Dickdarm besitzt keine Darmzotten. Dafür ist er von Bakterien besiedelt, die sich nun an die Zersetzung bisher unverdauter Nährstoffe machen. Beinhaltet die Nahrung schlecht verdauliches Protein (wie Knorpel oder Bindegewebe), so wird dieses im Dickdarm zusätzlich von den Darmbak-

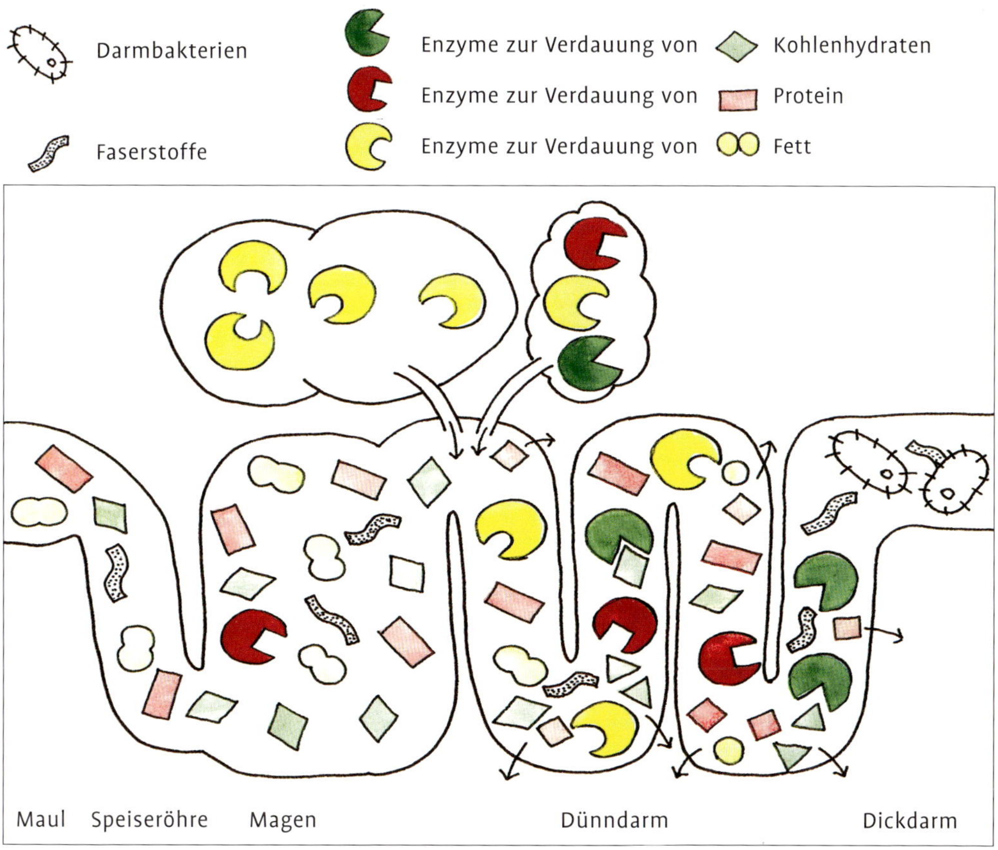

***Nährstoffumsetzung** geschieht durch Enzyme und Bakterien.*

terien zersetzt. Diese Bakterien können dadurch „überwuchern", sich bis in den Dünndarm ausbreiten (der normalerweise eine nur geringe Keimflora besitzt) und so zu Verdauungsstörungen führen. Auch ein Zuviel an Kohlenhydraten (Stärke und Zucker) kann das bakterielle Gleichgewicht stören. Vielen Hunden fehlt übrigens im erwachsenen Alter das Enzym Laktase, das Milchzucker aufspaltet. Dieser wird dann im Dickdarm durch Bakterien abgebaut und kann dadurch ebenfalls zu Problemen führen.

Eine weitere, wichtige Aufgabe des Dickdarmes besteht in der Rückresorption von Wasser. So wird der (bis dahin flüssige) Darminhalt eingedickt und schließlich als Kot ausgeschieden.

SMART

Schützt die Darmflora!

- **Längere Antibiotikagaben** können das Gleichgewicht der „guten" Keime stören und zu Durchfall führen.
- **Falsche Ernährung** (z. B. minderwertiges Protein) kann auf Dauer „schlechte" Keime fördern.
- **Auch ein Zuviel** an Kohlenhydraten und Faserstoffen kann zu einer Überwucherung der Darmkeime führen.
- **Spezielle** Bakterienkulturen vom Tierarzt helfen die Darmflora wieder aufzuforsten.

Zahnpflege leicht gemacht

Gesunde Zähne und Zahnfleisch sind für eine adäquate Futteraufnahme unentbehrlich. Denn mit Zahnschmerzen schmeckt das beste Essen nicht. Regelmäßige Zahnhygiene und Kontrollen sind deshalb die Basis für eine gesunde Ernährung.

Hundewelpen kommen zahnlos auf die Welt. Bis zur 6. Lebenswoche brechen die 28 Milchzähne durch, bis zum 6. Monat ist der Zahnwechsel zum bleibenden Gebiss abgeschlossen. Dieses besteht aus 42 Zähnen. Die Hauptaufgabe der Hundezähne – das Festhalten und Zerreißen der Beute – hat schon seit langem der Mensch übernommen. Die Zähne sind also vor allem beim Bearbeiten harter und zäher Nahrungsmittel (Knochen, Pansen etc.) und beim Spielen von Bedeutung. Und dieser Aspekt ist für die Zahnpflege interessant! Nackthunde stellen übrigens nicht nur in punkto fehlende Behaarung eine Laune der Natur dar: Sie haben ein unvollständiges Gebiss. Anderen Hunden können ebenfalls ein oder zwei Zähne fehlen. Dies ist – im Gegensatz zum Nackthund – allerdings für die Futteraufnahme unerheblich und stört höchstens den Schönheitsrichter.

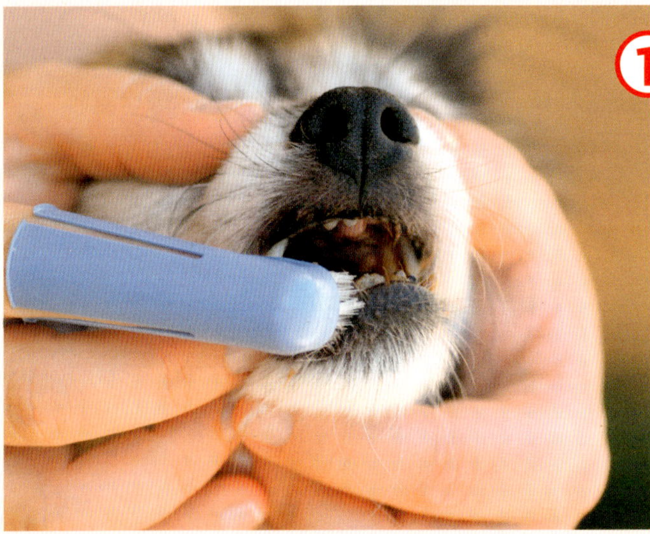

1 ◂ Bereits Welpen sollten an die regelmäßige Zahnpflege gewöhnt werden. Beginnen Sie, die Milchzähne spielerisch mit einem Wattestäbchen, evtl. betupft mit etwas Hundezahnpasta, zu reinigen. Beenden Sie die Übung mit etwas Angenehmen, zum Beispiel einem Spiel. Gehen Sie später zu einer weichen Kinderzahnbürste, einer speziellen Hundezahnbürste oder einem Fingerling über. Bleiben Sie konsequent: Nur die regelmäßige Zahnpflege beugt Zahnstein vor!

2

► **Zahnstein** kommt besonders häufig bei kleinrassigen Hunden vor. Am Anfang steht die Ansammlung von Futterresten zwischen den Zähnen und in Zahnfleischtaschen. Diese Futterreste sorgen zusammen mit mineralischen Ablagerungen für die Entstehung von Zahnbelag (Plaque). Wird dieser nicht entfernt, entsteht im Laufe der Zeit Zahnstein. Bakterielle Zersetzung führt zusätzlich zu üblem Geruch und Zahnfleischentzündungen. Im fortgeschrittenen Stadium können die Zähne locker werden und sogar ausfallen.

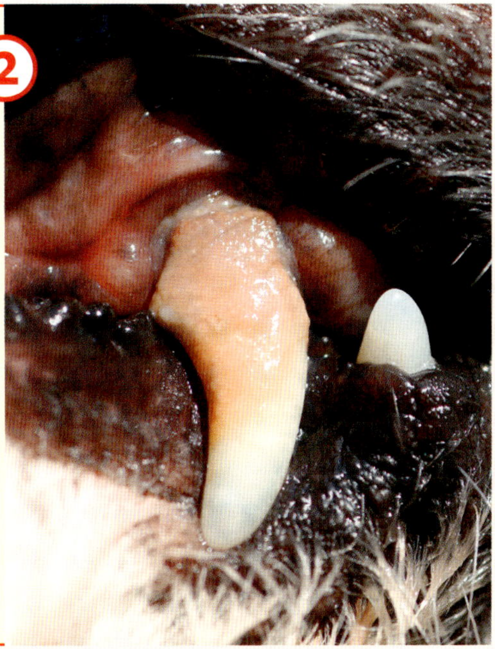

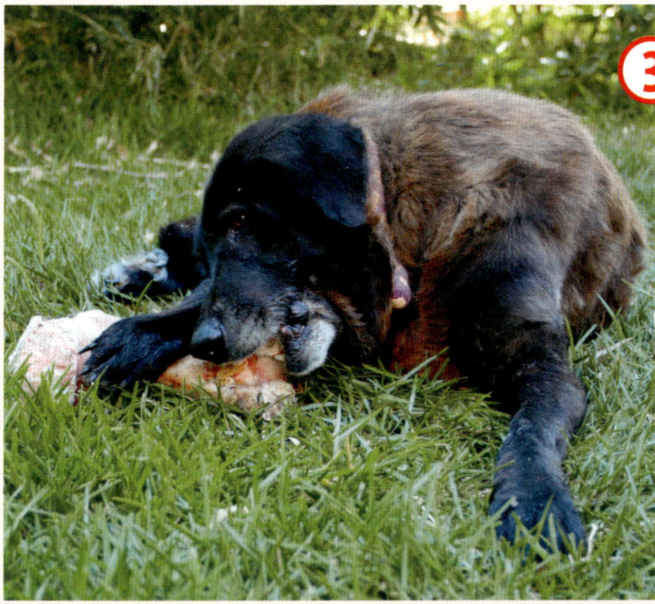

3

◄ **Wölfe** halten Ihre Zähne durch das Zerbeißen der zähen Teile ihrer Beute sauber (z. B. behaarte Haut, Mägen und Knochen). Wir müssen unseren Hunden Ersatz bieten: Gekochte Kalbsknochen, Büffelhautknochen, Pansen, Ochsenziemer ... Es gibt sowohl im Zoofachhandel als auch an der Fleischertheke viele Möglichkeiten, Zahnpflege mit Spaß und Gaumenfreude zu verbinden. Vorsicht allerdings bei Hunden, die schon Probleme haben: Ihr Zahnfleisch kann durch das intensive Kauen zusätzlich gereizt werden.

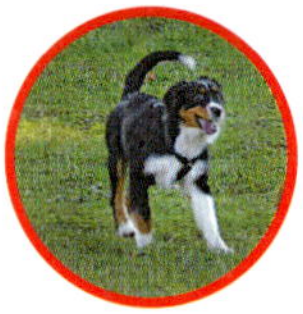

Wichtige Bausteine

Der Hundekörper benötigt im Futter verschiedene Komponenten, die als Baustoffe und Energielieferanten dienen.

Der Körper erneuert sich ständig selbst: Haare, Haut- und Blutzellen werden immer wieder neu gebildet, Muskulatur wird aufgebaut, die Organe regenerieren sich, Enzyme und Hormone werden ständig neu produziert.
Die für all diese Vorgänge benötigten Baustoffe liefert die Ernährung. Und nicht nur das: Die Energie für diese Erneuerung, aber auch für jede einzelne Bewegung – ob Wimpernschlag oder Langstreckenlauf – wird über die Nahrung bereitgestellt. Die Körpertemperatur (beim gesunden Hund liegt sie bei 38,5 °C) wird durch Verbrennung ständig konstant gehalten.
Die für all diese Aufgaben benötigten Nahrungskomponenten sind entweder tierischen, pflanzlichen oder mineralischen Ursprungs. Die organischen Stoffe bestehen aus den Elementen Kohlenstoff, Wasserstoff und Sauerstoff, die Proteine zusätzlich noch aus Stickstoff und teilweise aus Schwefel. Die anorganischen Stoffe sind als Strukturbausteine und für Stoffwechselvorgänge lebensnotwendig.

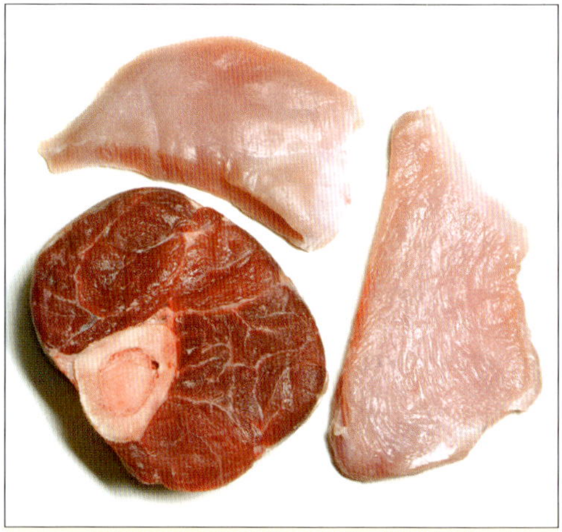

Eiweiß (Protein)

Bruttoenergie: 5,65 kcal/g (24 kJ/g)

Bestehen aus Aminosäuren (AS). So genannte „nicht essenzielle AS“ kann der Körper selbst herstellen; „essenzielle AS“ müssen mit der Nahrung aufgenommen werden. Alle AS enthalten Stickstoff, manche Schwefel.

- Funktion im Körper: Als Strukturträger (Haare, Haut, Sehnen, Knorpel, Muskel, Enzyme, Hormone, roter Blutfarbstoff, Antikörper im Immunsystem etc.). Der in den AS enthaltene Stickstoff wird für den Aufbau der Erbsubstanz benötigt, außerdem zur Synthese der nicht essenziellen AS. Protein kann vom Körper auch zur Energiegewinnung genutzt werden.

- Speicherkapazität: AS können nicht vom Körper gespeichert werden. Überschüssige AS werden zu Glykogen oder Fett umgebaut und so als Energie gespeichert. In Notzeiten kann der Körper (nach dem Verbrauch der Fettspeicher) körpereigenes Protein abbauen und als Energie nutzen.

- Wertigkeit: Für Hunde hochwertiges Protein enthält viele essenzielle AS und ist leicht verdaulich wie Fleisch, Ei, Milch. Wenig hochwertig sind Bindegewebe, Knorpel, Sehnen.

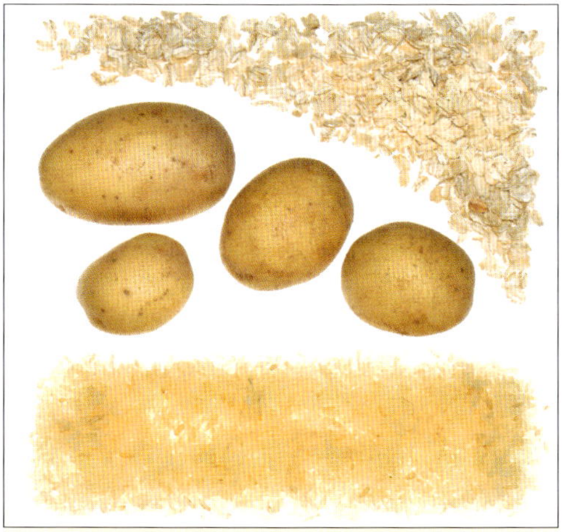

Kohlenhydrate

Bruttoenergie: 4,15 kcal/g (17,5 kJ/g)

Die energiehaltigen Pflanzenbestandteile sind aus Zuckermolekülen aufgebaut. Es gibt Einfach-, Zweifach- und Mehrfachzucker. Für die Hundeernährung sind vor allem Mehrfachzucker wichtig.

- Funktion im Körper: Der Mehrfachzucker Stärke wird zum Einfachzucker Glukose abgebaut. Diese dient als Energiequelle, z. B. für das Nervensystem und den Herzmuskel. Zucker sind außerdem Gerüststoffe für die DNA, Immunstoffe, AS etc. Der Zweifachzucker Laktose (Milchzucker) ist übrigens das einzige KH tierischen Ursprungs, das in der Ernährung Bedeutung hat!

- Speicherkapazität: KH werden im Körper als der Mehrfachzucker Glykogen (in der Leber) gespeichert. Bei größerer Bedarfsüberschreitung werden überschüssige KH als Energiereserve in Fett umgewandelt und gespeichert.

- Wertigkeit: Einfachzucker (wie Glukose und Fruktose) werden leicht aufgenommen und verwertet. Mehrfachzucker wie (vorbehandelte) Stärke wird gut, Zellulose hingegen kaum verwertet.

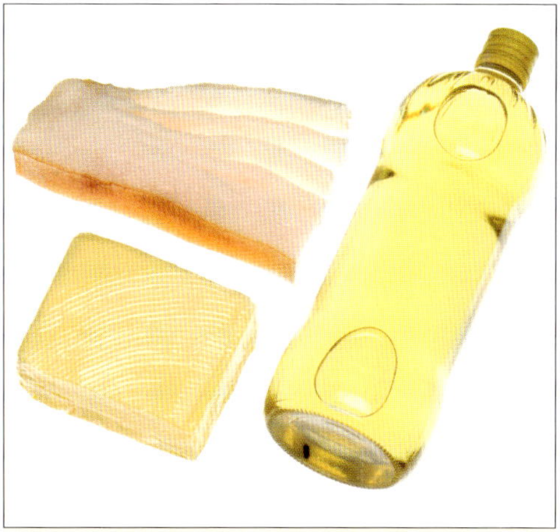

Fette (Lipide)

Bruttoenergie: 9,4 kcal/g (39 kJ/g)

Einfache Lipide sind zum Beispiel Triglyceride (über ein Glycerinmolekül verbundene Fettsäuren); komplexe Lipide sind zusätzlich noch mit einem Nichtlipid (z. B. einem Protein) verbunden.

- Funktion im Körper: Vor allem bekannt sind die Lipide als Energielieferanten. Daneben haben sie aber auch weitere wichtige Funktionen: bei der Isolierung von Nervenfasern, beim Nährstofftransport, bei der Galleproduktion und als Hautschutzfilm. Manche Organe werden durch Fettpolster vor Verletzungen geschützt. Lipide sind auch Bestandteile jeder Zellwand.

- Speicherkapazität: Sämtliche überschüssige Energie wird in Fettdepots gespeichert. Diese sitzen vor allem unter der Haut und sind bei übergewichtigen Hunden leicht zu erkennen. Neben der Speicherfunktion dient das Körperfett auch als Kälte- und Verletzungsschutz.

- Wertigkeit: Hängt vor allem von ihrem Anteil an den wertvollen ungesättigten Fettsäuren ab. Diese finden sich u.a. in Maiskeimöl, Sojaöl, Geflügelfett sowie Fischölen.

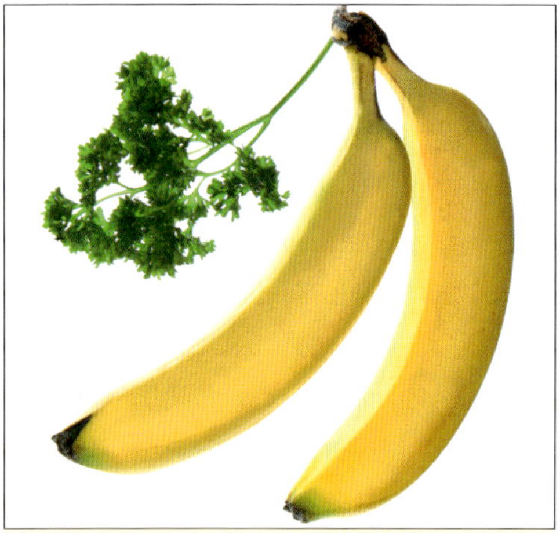

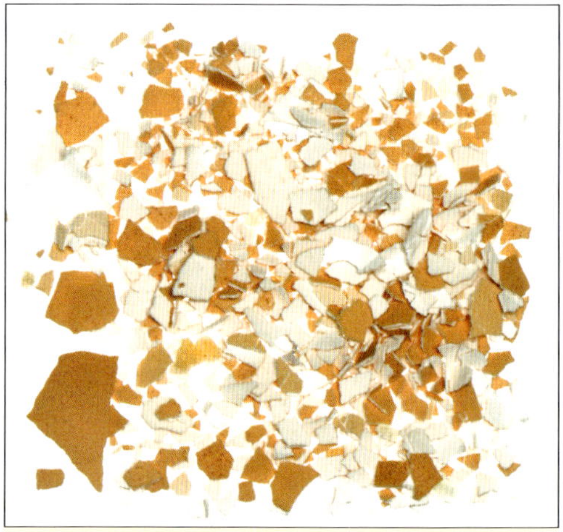

Vitamine

Bruttoenergie: keine

Organische Substanzen, die nur in kleinsten Mengen benötigt werden, dafür aber lebensnotwendig sind. Es gibt fettlösliche Vitamine (A, D, E, K) und wasserlösliche Vitamine (B-Komplex, C).

▸ Funktion im Körper: Verschiedene Stoffwechselvorgänge. Vit. A: Produktion des Sehfarbstoffes, Hautzellerneuerung; Vit. D: Knochenwachstum; Vit. E: Zellalterungsschutz; Vit. K: Blutgerinnung;
B-Vitamine: Energiestoffwechsel, Zellwachstum; Vit. C: Kollagenbildung (Hunde können Vit. C selbst synthetisieren).

▸ Speicherkapazität: Überschüssige fettlösliche Vitamine werden in der Leber gespeichert, überschüssige wasserlösliche Vitamine über den Urin ausgeschieden. Deshalb sind Vergiftungen eher bei fettlöslichen, Mangelerscheinungen eher bei wasserlöslichen Vitaminen möglich.

▸ Vorkommen: Leber: A, D, K, div. B. Milch: A, div. B. Eigelb: A, D, div. B. Manche Fische: D, K, B6, B12. Keimöl: E, B6. Hefeflocken: div. B. Hülsenfrüchte: div. B. Gemüse: div. B, C. Hafer: E.

Mineralstoffe

Bruttoenergie: keine

Organische Elemente. Mengenelemente: Kalzium Ca, Phosphor P, Magnesium Mg, Schwefel S, Natrium Na, Kalium K, Chlor Cl. Spurenelemente: Eisen, Kupfer, Zink, Mangan, Jod, Selen, Kobalt.

▸ Funktion im Körper: Ca, P und Mg sind Knochenbestandteile. Ca und K: Wichtig für die Nerven-, Herz- und Muskelfunktion. Ca: Blutgerinnung. P ist Bestandteil der Erbsubstanz. S ist Knorpel- und Insulinbestandteil. Eisen: Zellatmung, roter Blutfarbstoff. Na, K und Cl sind als Elektrolyte wichtig für den Wasserhaushalt.

▸ Speicherkapazität: Ca und P werden im Knochen eingelagert und können bei Bedarf mobilisiert werden. Der Körper besitzt Reservekapazitäten für alle Mineralstoffe. Starke Verluste oder ein stark erhöhter Bedarf (z. B. Trächtigkeit) können aber unter Umständen zu einem Mangel führen.

▸ Vorkommen: Milchprodukte: Ca, Zink, Kobalt. Fleisch: P, Mg, S, Selen, Mangan. Fisch: P, S, Mangan, Jod. Knochen: Ca. Getreide: Mg, Selen. Hülsenfrüchte: Zink (Soja: Mg). Eigelb: Zink.

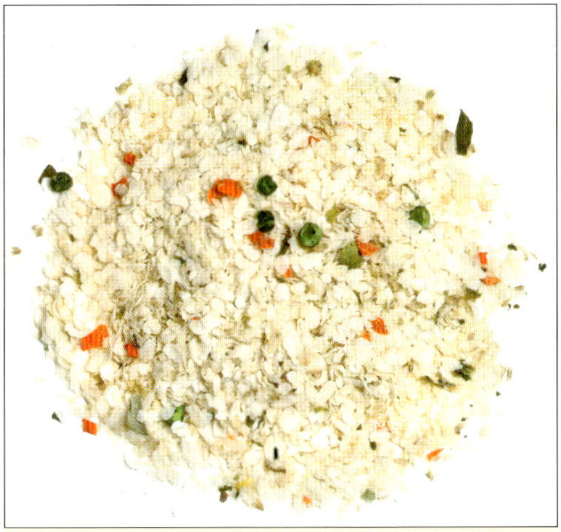

Ballaststoffe

Bruttoenergie: 4,15 kcal/g (17,5 kJ/g)

Pflanzliche Faserstoffe, die vor allem aus Mehrfachzuckern bestehen (z. B. Zellulose und Pektin). Im Gegensatz zu Stärke und Glykogen sind sie für Hunde nur schwer oder nicht verdaulich.

▸ Funktion im Körper: Die Faserstoffe können zwar nicht direkt in Energie oder Baustoffe umgewandelt werden, tragen aber durch die Anregung der Peristaltik zur Darmgesundheit bei. Außerdem entstehen bei der Zersetzung durch Darmbakterien kurzkettige Fettsäuren, die wiederum die Darmschleimhautzellen mit Energie versorgen.

▸ Speicherkapazität: Faserstoffe werden nicht gespeichert, da sie nicht vom Körper aufgenommen werden. Bei einem erhöhten Anteil kann es allerdings bei gleichzeitig mangelnder Wasseraufnahme zu verlängertem Verweilen im Darm (Verstopfung) kommen.

▸ Wertigkeit: Am besten geeignet sind Faserstoffe, die mäßig bakteriell umgesetzt werden, z. B. Rübenfasern und Reiskleie. Zu hohe und zu geringe Umsetzbarkeit sind weniger günstig, mit Blähungen oder Durchfall als Folge.

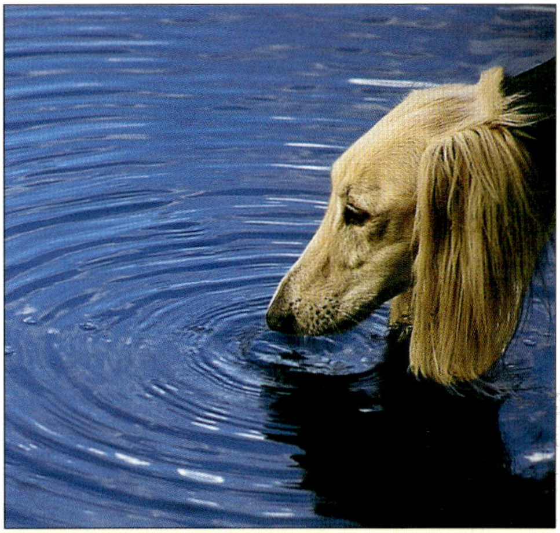

Wasser

Bruttoenergie: keine

Wasser ist der für das Überleben wichtigste Stoff. Das Körpergewicht eines gesunden Hundes besteht zu 70 % aus Wasser, manche Körpergewebe sogar aus bis zu 90 %.

▸ Funktion im Körper: Transport von Nährstoffen und Eliminierung von Stoffwechselendprodukten, Beteiligung an fast allen Stoffwechselvorgängen, Temperaturausgleich, Verdauung, Lösungsmittel: Körperflüssigkeiten sind in Wasser gelöste Substanzen wie Zellen (Blut), Mineralien (Magensäure), Enzyme (Verdauungssäfte), Abfallprodukte (Urin).

▸ Speicherkapazität: Der Hundekörper kann kaum Wasser speichern. Ein Verlust von 10 % des Körperwassers führt zum Tod (dies entspricht einem Wasserentzug von etwa drei bis vier Tagen). Der Bedarf ist abhängig von Außentemperatur, Energieverbrauch und Futterqualität.

▸ Wertigkeit: Den Großteil ihres Bedarfes decken Hunde über Trinkwasser. Ein variabler Teil wird über das Futter aufgenommen, und ca. 5–10 % entstehen bei der Nährstoffumwandlung im Körper.

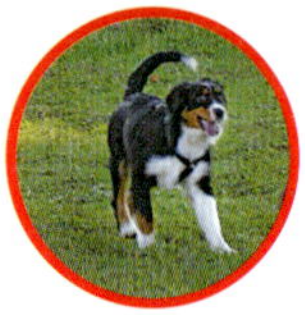

Energie

Energie ist Leben, denn sie bedeutet Wärme und Bewegung. Die Energiegewinnung des Körpers ist einfach genial: Gefüttert wird das „Kraftwerk“ mit Fett, Protein und Kohlenhydraten, die aus Kohlenstoff, Wasserstoff und Sauerstoff zusammengesetzt sind. Übrig bleibt bei der Umwandlung nur Wasser und Kohlendioxid. Beides wird umweltfreundlich entsorgt.

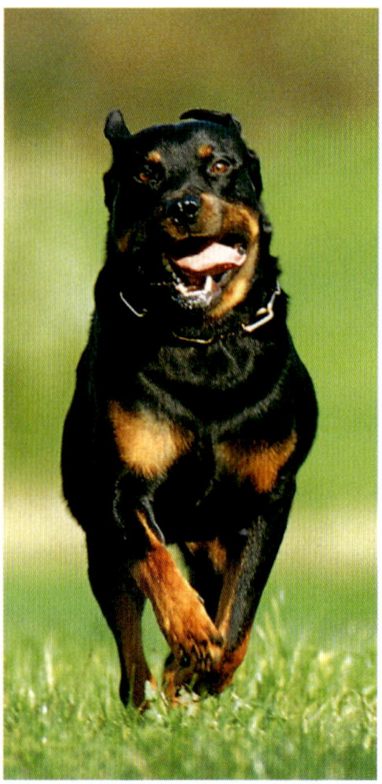

Lebensfreude ist Energie!

Einheiten

Um die Energiewerte der einzelnen Nährstoffe vergleichen zu können (und damit auch die benötigten Portionsgrößen auszurechnen), braucht man Einheiten. Solche Einheiten sind die gebräuchlichen Brennwerte: Kilokalorien (kcal) bzw. Kilojoule (kJ). Dabei entspricht ein kcal 4,18 kJ. Wenn man mit hohen Brennwerten rechnet, gibt man sie in Megajoule (MJ) an. Ein „Mega“ entspricht hierbei 1000 „Kilo“.
Bruttoenergie nennt man den Brennwert, den die einzelnen Nährstoffe bei der standardisierten Verbrennung im Labor erreichen. Diese Bruttoenergie steht dem Hund jedoch nicht ganz zur Verfügung, da während der Verdauung Energie verloren geht.
Die verdauliche Energie ist der Brennwert, der übrig bleibt, wenn man die Energie, die mit dem Kot verlorengeht, von der Bruttoenergie abzieht.
Die Verdaulichkeit eines Nahrungsmittels gibt an, zu wie viel Prozent die Nährstoffe vom Hund aufgenommen und verbrannt werden können. Mit ihrer Hilfe kann man die verdauliche Energie eines Futters (oder seiner Komponenten) errechnen.

Wie viel Joule braucht mein Hund?

Ein kleiner Hund wie ein Yorki braucht circa 1,2 MJ, ein Schäferhund um die 5,4 MJ und ein Bernhardiner ungefähr 9,7 MJ. Sie merken: Der Energiebedarf steigt nicht parallel zum

SMART

Speicherplatz

- **Glykogen** ist der Kurzzeitspeicher. In Leber, Herz und Muskeln kann es bei niedrigem Blutzuckerspiegel sofort mobilisiert und in Energie umgewandelt werden. Diese Reserve ist für akute Engpässe vorgesehen.
- **Fett als Langzeitspeicher** ist für Notzeiten gedacht. Ist die Energiezufuhr über einen längeren Zeitraum gedrosselt, greift der Körper auf diese eiserne Reserve zurück.

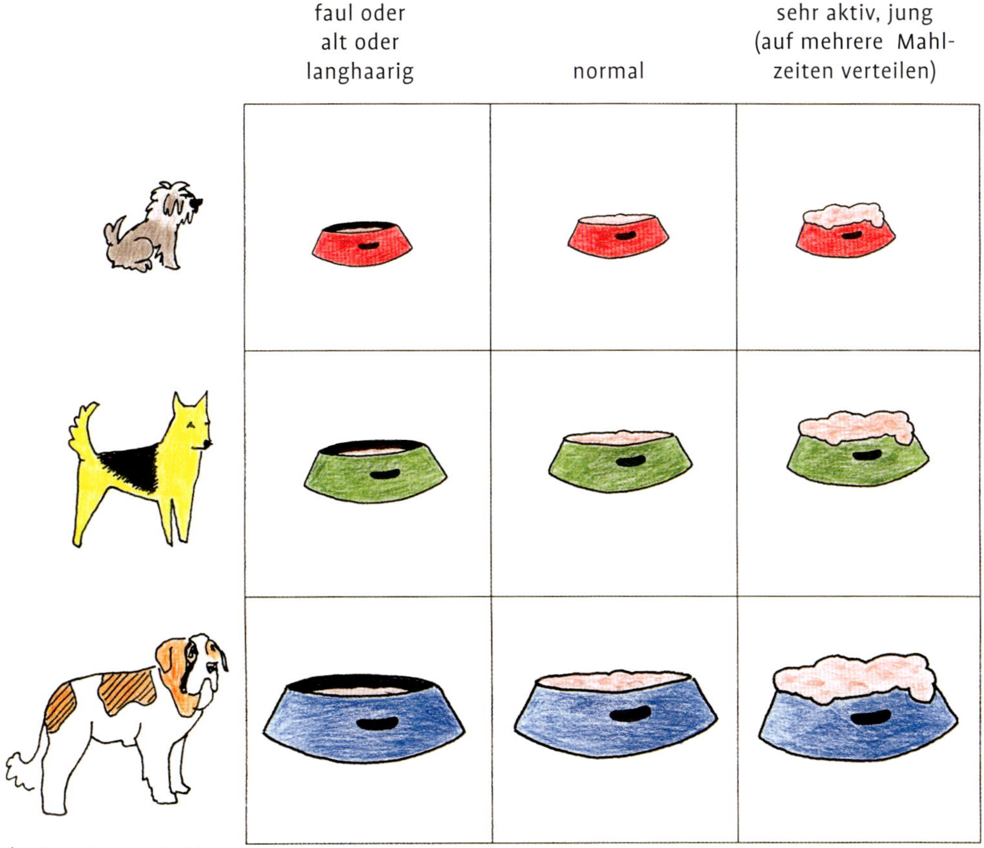

Die Futtermenge variiert je nach Größe, Alter und Aktivität.

Gewicht. Je größer ein Hund ist, desto weniger Energie braucht er – pro Kilogramm Körpergewicht! Ganz wichtig ist: Je nach Alter, Aktivität, Felllänge, Außentemperatur und Temperament ist der Bedarf recht unterschiedlich. Junge Hunde brauchen mehr als alte, Sporthunde mehr als Coach-Potatoes und kurzhaarige mehr als dick bepelzte. Im Winter brauchen allerdings nur Zwingerhunde und aktive Schlittenhunde mehr Energie als im Sommer; ein kurzer Schneespaziergang ist kein Freibrief für eine Extraration!

Nährstoffgruppen

Bei der Laboranalyse eines Nahrungsmittels werden die Einzelkomponenten durch Verbrennung ermittelt. Diese werden als Rohnährstoffe bezeichnet. Man unterscheidet das Rohwasser und die Trockensubstanz. Diese wiederum unterteilt sich in Rohprotein, Rohasche (mineralische Bestandteile), Rohfett, Rohfaser (Ballaststoffe) und die so genannten stickstofffreien Extraktstoffe, die Kohlenhydrate. Jeder Anteil hat einen bestimmten Brennwert (siehe Seite 14 ff.). Über diese Werte lassen sich, unter Beachtung der Verdaulichkeit, die Brennwerte einer Futterration berechnen (siehe Seite 27). Für Selbstkocher: Die Brennwerte der meisten üblichen Futtermittel wie Rindfleisch, Reis, Eier etc. lassen sich einfach aus Tabellen entnehmen.

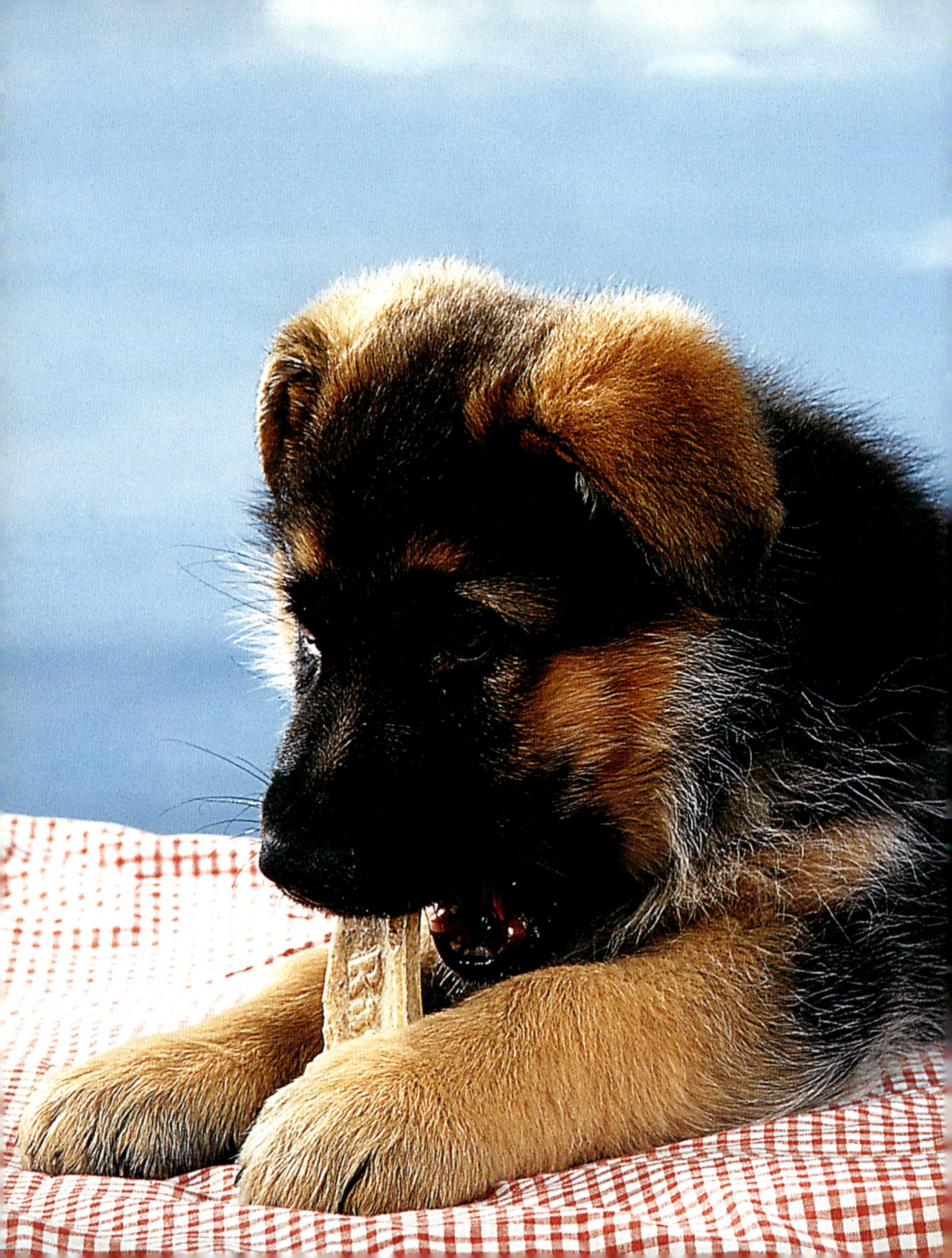

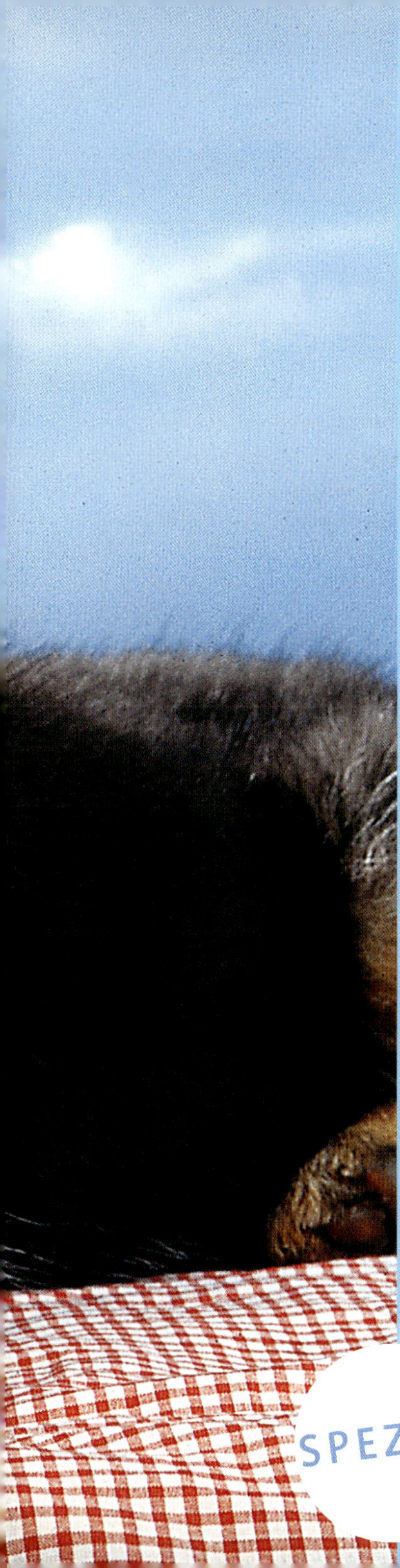

So schmeckt's

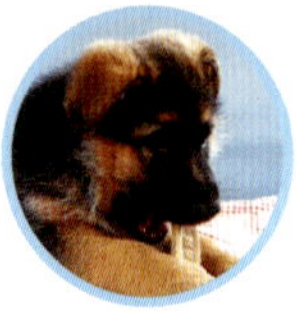

Praktisches Fertigfutter

Heimtierbedarf – inklusive Fertigfutter aller Art – hat sich innerhalb der letzten wenigen Jahrzehnte zu einem Milliardenmarkt entwickelt. Und so ist es kein Wunder, dass die Erkenntnisse auf diesem Gebiet rasch voranschreiten. Manche Hersteller betreiben eigene Forschungseinrichtungen, in denen immer wieder neue Futtersorten entwickelt und erprobt werden.

Vor- und Nachteile

Es ist ohne Weiteres möglich, einen Hund sein Leben lang mit Fertigfutter zu ernähren, ohne gesundheitliche Nachteile zu riskieren. Wenn man der Werbung Glauben schenkt, dann soll die Ernährung mit einem hochwertigen Fertigfutter sogar besser und ausgewogener sein als eine frisch zubereitete und abwechslungsreiche Kost! Richtig ist: Beide Arten der Fütterung bieten Vor- und Nachteile. Die Vorzüge von Fertigfutter liegen auf der Hand: Es ist enorm zeitsparend, einfach zu lagern, lässt sich prima auf Reisen mitnehmen und enthält alle lebensnotwendigen Nährstoffe. Die Nachteile sind die intensive industrielle Bearbeitung der einzelnen Inhaltsstoffe, die so manche natürlichen Nährstoffe zerstört. Diese werden dafür als synthetische Stoffe später wieder zugefügt. Weitere Zusätze wie Konservierungsmittel, Antioxidantien, Stabilisatoren, Bindemittel oder Färbemittel werden zugesetzt, um dem Endprodukt sein Aussehen, seine Konsistenz und seine Haltbarkeit zu verleihen.

Aufgepasst beim Preisvergleich

Der Markt ist mittlerweile fast unüberschaubar groß: Vom Bio-Fertigfutter über spezielles Leistungsfutter bis hin zur Seniorkost und Abspeckdiät ist für jeden Geschmack, jeden Bedarf und jeden Geldbeutel etwas zu haben. Apropos Geldbeutel: Es ist eine Milchmädchenrechnung, den Preis verschiedener Futtermittel anhand deren Gewicht zu vergleichen. Worauf es ankommt, ist die enthaltene Energie. Sie dürfen außerdem nicht vergessen, dass Dosenfutter einen viel höheren Wasseranteil hat als Trockenfutter. Dies muss ebenfalls in den Preisvergleich mit einfließen. Verglichen werden muss also der Brennwert pro Gewichtseinheit (z. B. pro 100 Gramm oder

Futterarten

Alleinfutter soll alle benötigten Nährstoffe in ausreichender und ausgewogener Form besitzen.

Ergänzungsfutter stellt nur einen Teil der Mahlzeit dar, z. B. als Getreideflocken oder Dosenfleisch.

Beifutter kann man „außer der Reihe" geben: Kauknochen, Leckerlis oder Hundekuchen.

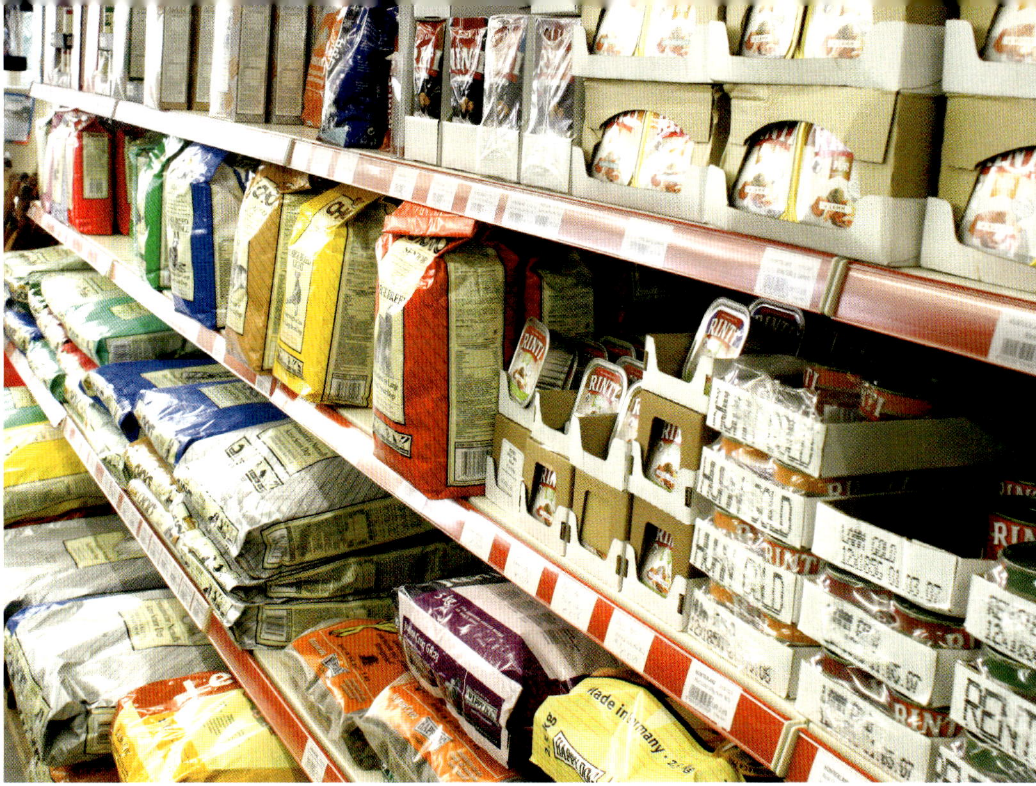

Das Angebot an Fertigfutter ist fast unüberschaubar groß.

pro Kilogramm). Bei diesem Vergleich lohnt es sich auch, einen Blick auf die Rohproteinanteile zu werfen. Bei einem normalen Erhaltungsfutter für erwachsene Hunde sollten 10 g Rohprotein auf 1 MJ Bruttoenergie (bzw. verdauliches Protein auf verdauliche Energie) entfallen.

Wie viel ist genug?

Nicht auf jeder Fertigfutterpackung ist der Brennwert angegeben. Da der Bedarf ganz individuell unterschiedlich sein kann, sind die angegebenen Fütterungsempfehlungen immer nur Richtwerte. Sie können für Ihren Hund genau richtig sein, können aber auch bis zu einem Drittel über oder unter seinem tatsächlichen Bedarf liegen. Verlassen Sie sich deshalb also nicht nur auf die Tabellen der Verpackung, sondern beobachten Sie das Gewicht Ihres Hundes. Hält er sein (Ideal-)Gewicht, ist die Dosierung richtig. Andernfalls müssen Sie die Zuteilung (unabhängig von den Herstellerangaben) entsprechend nach oben oder unten korrigieren. Tipps zur Gewichtskontrolle finden Sie auf Seite 46 f.

SMART

Clever kaufen

- **Premium-** und Markenfutter (bei denen viel Geld in Forschung und Werbung investiert wird) sind meist teurer als Handelsmarken oder No-name-Produkte.
- **Oft spiegelt** sich im Preis die Verdaulichkeit wieder.
- **Auf Anfrage** muss der Hersteller die Verdaulichkeit nennen. Diese sollte bei > 80 % liegen.
- **Ist die Verdaulichkeit** geringer, kann sich dies in erhöhten Kotmengen und einem erhöhten Futterbedarf äußern.

Die Qual der Wahl

Um das richtige Futter auszuwählen, braucht man ein paar Anhaltspunkte. Soll es für einen Welpen, einen ausgewachsenen Hund, einen Hochleistungshund oder einen Senior sein? Ist der Hund klein-, mittel- oder großwüchsig? Viele Hersteller bieten für diese Gruppen spezielles Futter an.

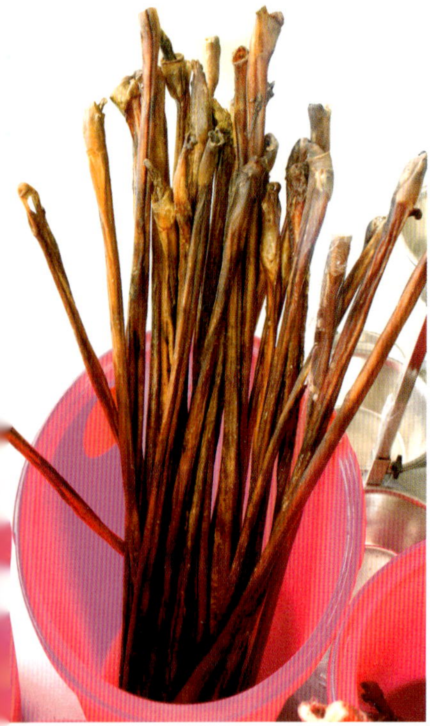

Ochsenziemer sind lecker und halten die Zähne sauber.

Futtertypen

Fertigalleinfutter werden in drei verschiedenen Konsistenzen angeboten.

- Trockenfutter (< 10 % Wasser) wird normalerweise in Säcken von 1 bis 15 kg angeboten. Selbst bei angebrochener Packung ist es länger haltbar als Feuchtfutter (je nach Außentemperatur zwischen 2 und 4 Wochen). Dafür scheint es manchen Hunden nicht so gut zu schmecken wie feuchtes Futter. Tipp: Feuchten Sie es vor der Fütterung mit etwas Wasser oder Brühe an.
- Feuchtfutter (ca. 75 % Wasser) wird meist in Dosen verkauft. Von vielen Hunden wird es lieber als Trockenfutter gefressen. Dafür hat es oft einen für uns Menschen unangenehmen Geruch und kann (bei geöffneter Verpackung) nur 1–2 Tage im Kühlschrank aufbewahrt werden.
- Halbfeuchtes Futter (ca. 15–30 % Wasser) ist nicht so verbreitet wie die beiden vorgenannten. Es wird entweder lose in Packungen oder in Folien eingeschweißt in den Handel gebracht. Es zeichnet sich in der Regel durch eine gute Akzeptanz aus und riecht für menschliche Nasen nicht unangenehm. Der Zuckergehalt ist allerdings recht hoch.

Gut genug für meinen Hund?

Unter den kommerziellen Futtermitteln gibt es große Qualitätsunterschiede. Das wichtigste Kriterium ist die Gesundheit des eigenen Tieres: Beobachten Sie Ihren Hund im Verlauf von zwei Monaten während der Gabe eines neuen Futters. Frisst er es gerne? Ist er vital und fröhlich? Glänzt sein Fell? Ist der Kot fest und geformt? Oder wirkt der Hund lustlos? Tritt Juckreiz auf? Wird auffällig mehr Kot abgesetzt? Bekommt der Hund Blähungen oder Durchfall? Wenn Ihnen negative Veränderungen auffallen, sprechen Sie mit Ihrem Tierarzt darüber. Eventuell entspricht das Futter nicht den Bedürfnissen Ihres Hundes und sollte gewechselt werden.

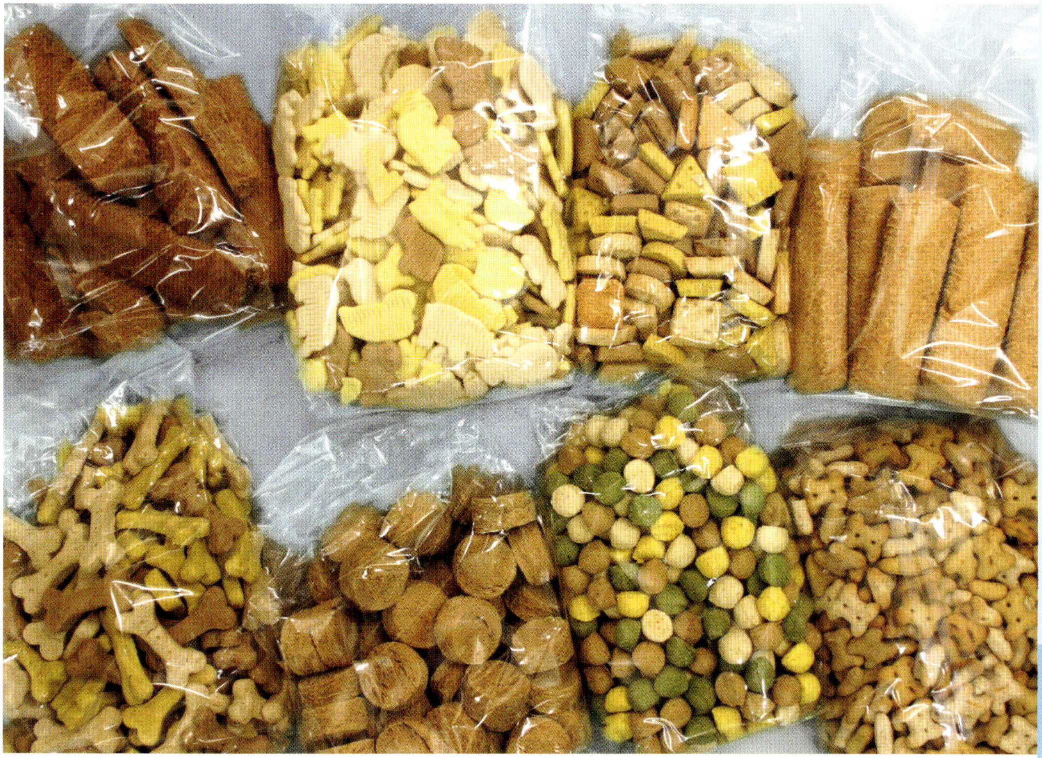

Leckerlis gibt es in vielfältigen Formen, Farben und Größen.

Leckerbissen

Hunde sind auch nur Menschen. Deshalb gönnen wir ihnen, genau wie uns selbst, gerne mal einen Imbiss zwischendurch. Dabei kommt es nicht auf die „Vollwertigkeit“ an, sondern auf den Geschmack. Wir wollen unsere Hunde damit belohnen oder beschäftigen (Kauknochen). Der Handel reagierte auf die immens gestiegene Nachfrage mit einem riesigen Sortiment an kommerziellen Leckerbissen in allen erdenklichen Formen und Geschmacksrichtungen. Auch wenn manche Hersteller mit der gesunden Zusammensetzung werben: Auf dem „Snack-Sektor“ gibt es keine Vorschriften, was die Nährstoffzusammensetzung betrifft. Geben Sie Ihrem Hund seine Snacks nur als das, was sie auch für uns Menschen sein sollten: Ein gelegentliches Extra!

Verdaulichkeit

- **Die hohe Verdaulichkeit** eines (Premium-)Futters schlägt sich meist im Preis nieder. Dafür braucht man weniger Futter pro Mahlzeit.
- **Die Kotmenge,** die der Hund produziert, ist geringer: Der größte Teil des Futters wird vom Körper aufgenommen, nur wenig unverdaut wieder ausgeschieden.
- **Viele No-Name-Futter** sind schlechter verdaulich, man benötigt mehr Futter, die Kotmengen sind erhöht.

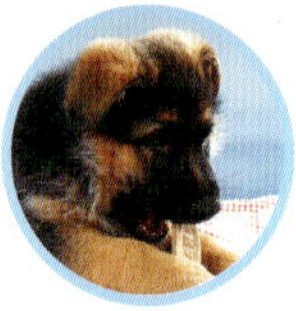

Fachchinesisch – kein Problem!

Wussten Sie, dass es ganz genaue Vorschriften gibt, was auf einer Packung Hundefutter stehen muss? Was sich hinter den Angaben auf der Verpackung verbirgt und wie Sie die Informationen auf der Packung nutzen können, erfahren Sie auf diesen Seiten.

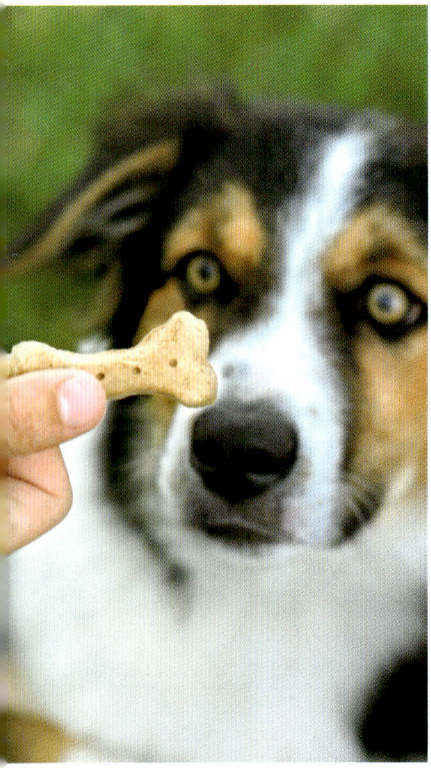

Ich versteh' kein Wort – *Hauptsache, es schmeckt!*

Was draufstehen muss

Das Futtermittelgesetz (FuttMG) und die Futtermittelverordnung (FuttMV) schreiben ganz genau vor, welche Informationen der Hersteller anbringen muss. Der Futtertyp muss angegeben werden, also ob es sich um ein Alleinfutter, ein Ergänzungsfutter oder ein Beifutter handelt (siehe Seite 22). In Allein- und Ergänzungsfuttern müssen folgende Inhaltsstoffe (in Prozent des Gesamtgewichtes) angegeben werden: Rohasche, Rohprotein, Rohfett und Rohfaser (siehe Seite 19). Die Feuchtigkeit muss nur angegeben werden, wenn sie höher als 14 % ist. Diese Angaben sagen übrigens nichts über die Qualität der Inhaltsstoffe aus! Das Rohprotein zum Beispiel kann aus den unterschiedlichsten Quellen stammen: Hochwertiges Muskelfleisch, Schlachtabfälle oder Tiermehl. Genauere Angaben über die verwendeten Zutaten findet man in der Zutatenliste (mehr dazu auf Seite 28).

SMART

Mineralstoffe

- **Mineralstoffe** müssen bei Alleinfuttern nicht, aber sie dürfen angeführt werden (Bis auf Kupfer: Für dieses Element besteht Angabepflicht).
- **Viele Hersteller** geben zumindest Kalzium, Phosphor und Natrium an.
- **Auf Anfrage** muss der Hersteller auch den Gehalt der anderen Zusatzmineralien (und -vitamine) nennen.
- **Das Kalzium-Phosphor-**Verhältnis sollte 1,2 zu 1 betragen.

Weitere gesetzlich vorgeschriebene Angaben

Name und Anschrift des Herstellers sowie das Nettogewicht des Futters müssen ebenfalls angegeben werden. Hier können Sie auch die Verdaulichkeit eines Futters erfragen (sollten Sie darauf keine oder nur eine ausweichende Antwort bekommen, sollte Sie das dem Produkt gegen-

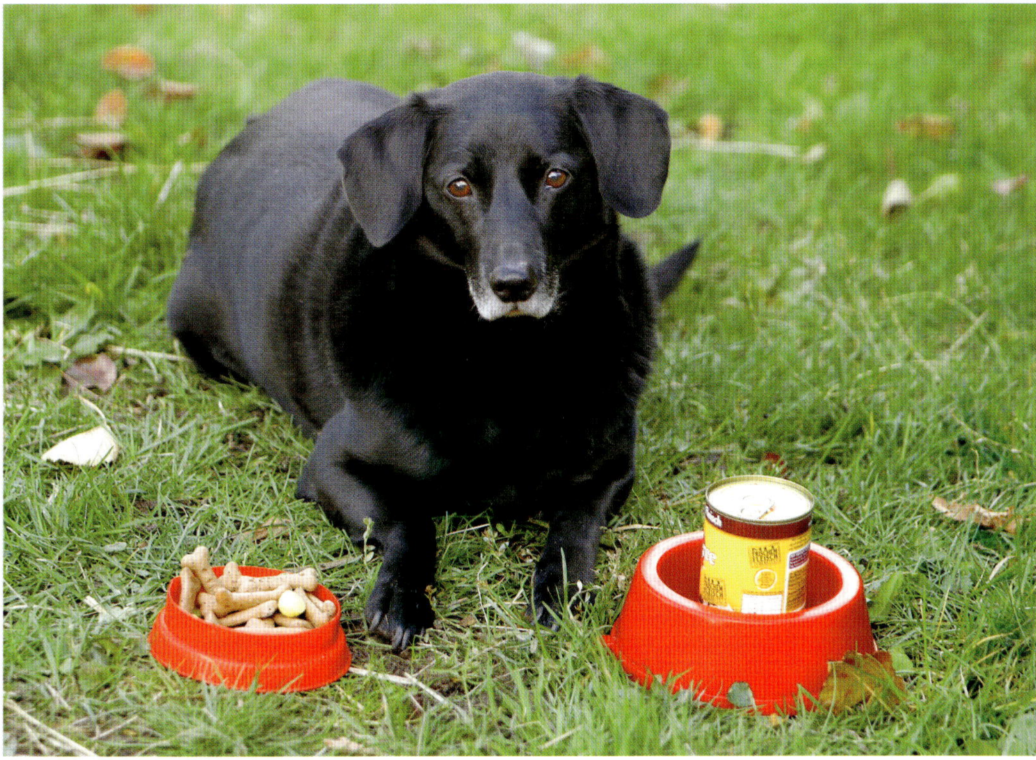

Wie würden Sie entscheiden?

über kritisch werden lassen!). Weitere Pflichtangaben sind die Mindesthaltbarkeit und bestimmte Zusatzstoffe. Von den Vitaminen müssen nur A, D und E und von den Spurenelementen nur das Kupfer angegeben werden. Genauere Informationen zu den Zusatzstoffen und ihrer Kennzeichnung finden Sie auf der folgenden Doppelseite.

Energieberechnung

Der Brennwert eines Futters muss nicht auf der Packung angegeben werden. Sie können ihn aber leicht selber ausrechnen: Ziehen Sie zuerst die Feuchtigkeit und die Rohstoffanteile von 100 ab. Übrig bleiben die Kohlenhydrate. Diese haben 24 kJ pro Gramm. Berechnen Sie ihren Energiewert. Die Energiegehalte von Rohprotein und Rohfaser addieren Sie ebenfalls (pro Gramm je 24 kJ). Das Fett kommt schließlich mit 39 kJ pro Gramm dazu. Nun haben Sie die Bruttoenergie des Futters. Um die Verdauliche Energie zu erhalten, müssen Sie die Verdaulichkeit (diese Prozentangabe erfahren Sie beim Hersteller; sie sollte nicht unter 80 % liegen) anrechnen. Alleine die verdauliche Energie pro Gewicht erlaubt übrigens einen Preisvergleich!

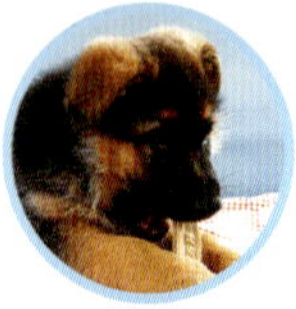

Fachchinesisch für Fortgeschrittene

Die Zutatenliste und die Auflistung der Zusatzstoffe bergen weitere wichtige Informationen. Leider schreibt der Gesetzgeber keine so genaue Auflistung der enthaltenen Einzelfuttermittel bzw. aller tatsächlich enthaltenen Zusatzstoffe vor, wie sie für den kritischen Käufer und Hundebesitzer wünschenswert wäre.

Die Zutatenliste

In der Zutatenliste muss angegeben werden, welche einzelnen Zutaten bei der Zubereitung des Futters verwendet wurden. Da anstelle der genauen Bezeichnung aber auch einfach eine Futtermittelgruppe angegeben werden kann, ist diese Liste nur wirklich aufschlussreich, wenn der Hersteller freiwillig eine genauere Erklärung seiner Zutaten abgibt. Hinter den Futtermittelgruppen können sich ganz unterschiedliche Zutaten verbergen. „Fleisch und tierische Nebenerzeugnisse" ist der Sammelbegriff für alle Körperteile warmblütiger Landtiere (vom Huhn bis zur Kuh) in sämtlichen Formen. Darunter fällt also hochwertiges Muskelfleisch genauso wie Schlachtabfälle oder Fleischmehl. „Öle und Fette" umfasst ebenfalls ein sehr breites Qualitätsspektrum: Vom billigen Rindertalg bis hin zum hochwertigen Pflanzen- oder Fischöl kann damit alles gemeint sein. Wenn ein Hersteller also besonders hochwertige Bestandteile wie ein bestimmtes Pflanzenöl oder eine spezielle Sorte reines Muskelfleisch verwendet, so wird er dies sicher explizit kennzeichnen. Sind die Zutaten hingegen eher minderwertig, so finden sich ausschließlich die Futtermittelgruppen als Angabe auf der Verpackung.

Zusatzstoffe sind immer enthalten

Da ein Alleinfuttermittel für Hunde alle Nährstoffe in ausreichender Menge enthalten muss, werden in der Regel Spurenelemente und Vitamine zugesetzt. Kupfer und die Vitamine A, D und E muss der Hersteller angeben, alle weiteren müssen nicht genannt werden. Sind

Noch mehr Futtermittelgruppen

Milch und Molkereierzeugnisse umfassen alles von der Vollmilch bis zum Molkepulver.

Eier und Eierzeugnisse lautet der Überbegriff vom Frischei bis zum Trockeneipulver.

Fisch und Fischnebenerzeugnisse: Wie beim Fleisch fällt vom wertvollen Muskelfleisch über Fischköpfe bis hin zum Fischmehl alles in diese Kategorie.

Getreide ist der Sammelbegriff für alle Sorten – vom vollen Korn über die Flocke bis hin zum Weißmehl.

Gemüse: frisch oder konserviert.

SMART

Keine Angst vor Drogen!

- **Hormone und Antibiotika** sind streng verboten und dürfen dem Hundefutter nicht zugesetzt werden.
- **Ebenfalls verboten** ist das Verfüttern von Tierkörpermehl, das von eingeschläferten oder verendeten Tieren stammt. Beim Tierarzt eingeschläferte Hunde und Katzen landen also nicht im Tierfutter!

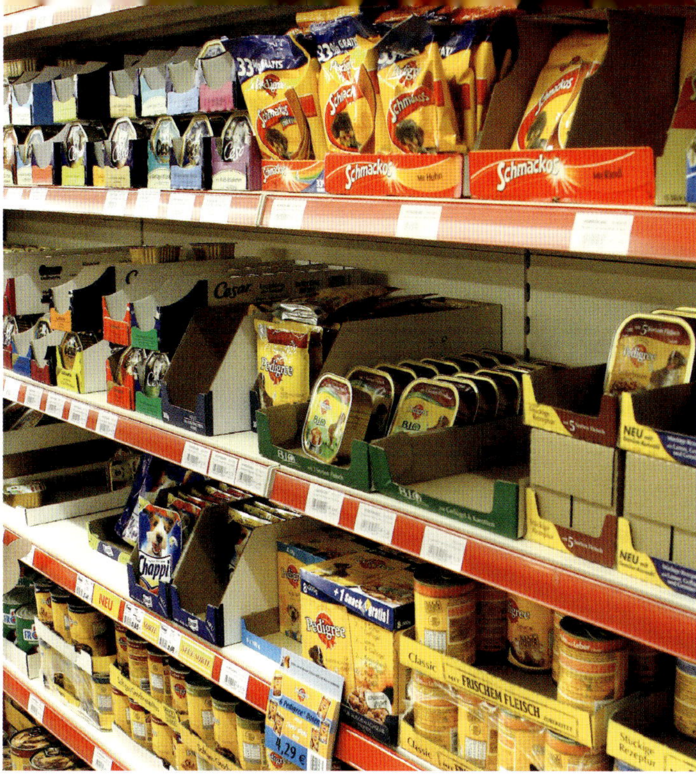

Für alle Alleinfutter gelten dieselben Vorschriften.

sie dennoch aufgelistet, müssen auch die enthaltenen Mengen angegeben werden. Um das Produkt haltbar, schmackhaft und ansehnlich zu machen, können noch eine Menge weiterer Stoffe zugesetzt werden.

▸ Antioxidantien Sie schützen Fette und Vitamine vor dem Verderb. Entweder werden „natürliche" Antioxidantien wie Vitamin E oder C eingesetzt oder künstliche Substanzen wie Gallate oder Ethoxyquin. Antioxidantien müssen auf der Packung mit der genauen Bezeichnung angegeben werden.

▸ Aromastoffe bzw. appetitanregende Mittel dürfen verwendet werden, sofern es sich um natürliche oder naturidentische Stoffe handelt (z. B. Gewürze wie Anis oder Vanillin). Sie müssen nicht auf der Packung angegeben werden.

▸ Konservierungsstoffe sind kennzeichnungspflichtig. Zum Einsatz kommen Propionsäure, Schwefelsäure, Zitronensäure, Phosphorsäure, Natriumnitrit u.v.m. Diese Stoffe sollen vor allem das Wachstum von Schimmelpilzen hemmen.

Sind Farbstoffe enthalten, müssen sie auch deklariert werden. Sie werden heute eher selten zugesetzt, denn ihr einziger Zweck besteht ja eigentlich darin, dem Besitzer das Futter „schmackhaft" zu machen – dem farbenblinden Hund ist die Farbe seiner Mahlzeit egal!

Die große Gruppe der Stabilisatoren, Emulgatoren, Verdickungs- und Geliersstoffe dient dazu, die Konsistenz des Produktes zu verbessern. Sie sind nicht unbedingt notwendig, müssen auch nicht angegeben werden. Die Stoffe, die in dieser Gruppe zum Einsatz kommen, reichen von natürlichen Mitteln wie Algen, Gummi arabicum, Pektinen und Zellulosepulver bis zu synthetischen Stoffen.

Frisch und lecker

Es gibt verschiedene Gründe, warum Sie selbst für Ihren Hund kochen möchten: Fertigfutter bekommt ihm nicht, Sie legen Wert auf frische Zutaten aus kontrollierten Betrieben oder es macht Ihnen ganz einfach mehr Spaß. Lesen Sie auf den nächsten Seiten, wie Sie leckere und ausgewogene Gerichte für Ihren Hund kreieren können!
Ein paar grundsätzliche Überlegungen vorneweg:

Verwenden Sie möglichst frische Zutaten aus lokaler Produktion. Obst und Gemüse sollte der Saison entsprechend eingekauft werden. Schlachtabfälle gibt es mittlerweile – speziell als Hundefutter – tiefgefroren. Fragen Sie auch Ihren Metzger, ob er Ihnen entsprechende Zutaten beiseite legen kann. Je nach Größe des Hundes und des Geldbeutels können Sie auch Muskelfleisch direkt an der Theke kaufen.

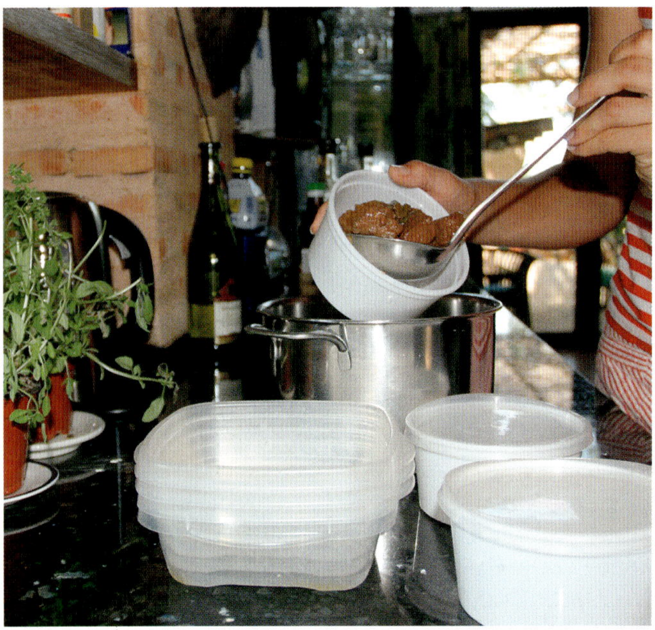

Vorkochen erspart eine Menge Zeit!

SMART

Hunde mögen …

- … **feuchtes** lieber als trockenes Futter. Verwenden Sie das Kochwasser von Fleisch und Gemüse mit. So bleiben außerdem ausgewaschene Vitamine und Mineralien im Futter.
- … **gekochtes** lieber als rohes.
- … **warmes** lieber als kaltes Futter. Nie direkt aus dem Kühlschrank geben! Vorsicht aber auch vor zu heißem Futter.

Gut vorbereitet ist halb gefüttert!

Haben Sie einen oder mehrere Hunde? Klein oder groß? Je nach benötigter Menge kann es sich lohnen, vorzukochen und das Futter portionsweise einzufrieren. So minimieren Sie den Arbeits- und Zeitaufwand. Am besten geht´s mit handelsüblichen Plastikdosen, die Sie sich (je nach Menge einer Einzelportion) in der entsprechenden Größe mehrfach besorgen. Aufgetaut wird dann ganz einfach in der Mikrowelle. Geben Sie Futterzusätze wie Vitamin-Mineral-Mischungen immer erst nach dem Kochen zu.

Lassen Sie sich größere Futterteile (wie Lunge, Pansen, Schlund etc.) am besten noch vom Metzger in maulgerechte Stücke zerteilen! So ersparen Sie sich Arbeit und schonen Ihre Küchenausrüstung. Auch wenn viele Hunde es lieben, sich mit einem großen Stück ungereinigten (grünen) Pansen genüsslich zu verziehen: In der Wohnung ist dies aus hygienischen Gründen nicht möglich. Haben Sie einen Garten oder ein Grundstück, und sind Sie selbst nicht allzu penibel, so gönnen Sie Ihrem Hund dieses Vergnügen ruhig einmal (Benutzen Sie Gummihandschuhe bei der Verteilung!).

Die pflanzlichen Anteile der Mahlzeit müssen erhitzt werden, damit die enthaltene Stärke für den Hund verwertbar wird: Reis, Kartoffeln, Nudeln oder Haferflocken eignen sich als Energielieferanten, aber auch Getreideflocken, die speziell als eiweißarmes Ergänzungsfutter für Hunde im Zoofachhandel angeboten werden.

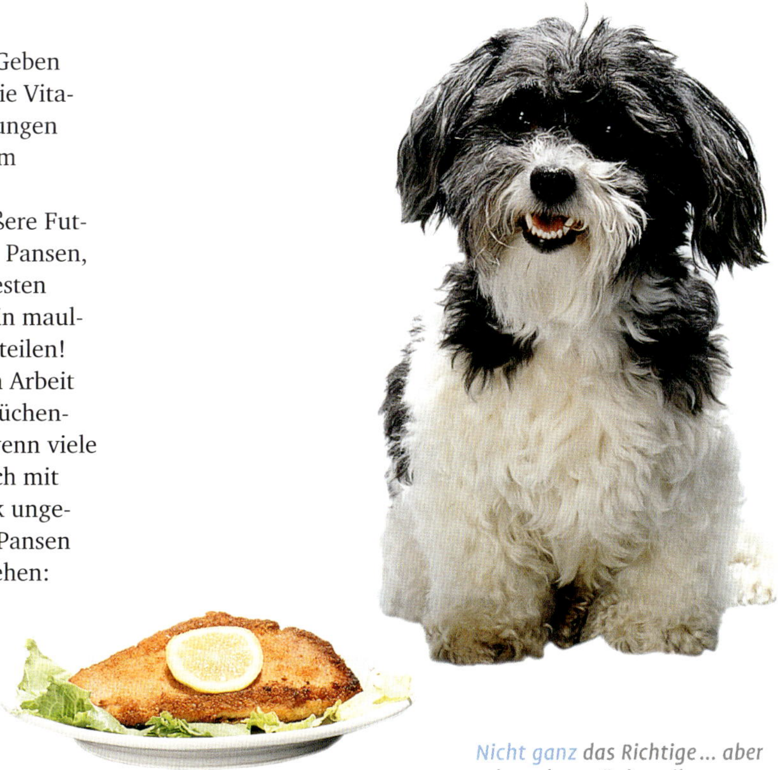

Nicht ganz das Richtige ... aber schmecken würde es ihm bestimmt!

Gekocht ist sicher

Auch wenn die Rohfütterung in Mode zu kommen scheint, gilt aus tierärztlicher Sicht nach wie vor die Empfehlung: Kochen Sie die Zutaten tierischen Ursprungs immer ab! Damit wirken Sie verschiedenen Gefahren entgegen: Parasiten (z. B. Bandwurmfinnen, Trichinen und Toxoplasmen) werden so abgetötet. Auch Bakterien (wie Salmonellen) oder Viren (wie der Erreger der gefürchteten Aujeszky-Krankheit) überleben das Kochen nicht. Eiklar und manche Fische enthalten roh Stoffe, die bestimmte Vitamine blockieren. Durchs Kochen werden diese Stoffe inaktiviert.

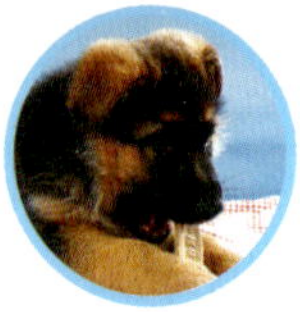

Kochrezepte

Sie brauchen eine Küchenwaage, einen Taschenrechner und etwas Übung. Die Zutaten lassen sich nach den Angaben auf den Seiten 34 und 35 austauschen oder ergänzen. Vergessen Sie bitte nie, das Gewicht Ihres Hundes zu kontrollieren und die Futtermenge gegebenenfalls zu korrigieren!

Was drin sein muss

Eine vollwertige Mahlzeit enthält Proteine, Kohlenhydrate, Ballaststoffe und Fett. Das Fett sollte möglichst reich an ungesättigten Fettsäuren sein. Die Ballaststoffe können entweder in den Kohlenhydraten enthalten sein (z. B. bei Kartoffeln oder ungeschältem Reis) oder extra hinzugegeben werden (z. B. als Gemüse oder Weizenkleie). Vitamine und Mineralien sind nicht in allen Lebensmitteln enthalten. Darum sollten die Eiweiß- und Kohlenhydratquellen immer mal wieder gewechselt werden. Da der Körper über ein gewisses Speicherkontingent verfügt, müssen nicht alle Vitamine/Mineralien jeden Tag in der gleichen Menge zugeführt werden. Wichtig ist aber, dass die Bilanz über einen gewissen Zeitraum (z. B. ein oder zwei Wochen) ausgeglichen ist. Alternativ kann das Futter mit einem Mineralpräparat oder einem kombinierten Vitamin-Mineralpräparat ergänzt werden.

SMART – Kalzium

- **Die meisten** Lebensmittel enthalten mehr Phosphor als Kalzium, Kalzium meist nicht in ausreichender Menge.
- **Milch enthält** viel Kalzium. Wenn der Hund sie verträgt, sollte die Mahlzeit regelmäßig damit ergänzt werden.
- **Knochen enthalten** viel Kalzium und dürfen deshalb auch ab und zu gegeben werden (S. 42).
- **Eine Kalziumergänzung** ist dann nötig, wenn der Hund weder Milch noch Knochen bekommt.

Rezepte

1. **60 g Hühnerfleisch, 100 g gekochte Vollkornnudeln, 20 g geraspelte Karotte, 20 g Olivenöl, 1,5 g Knochenfuttermehl.**
2. **175 g Rindfleisch, 150 g gekochter Reis, 40 g Maiskeimöl, 15 g Weizenkleie, 4,5 g Knochenfuttermehl.**
3. **300 g Rinderschlund und -lunge, 1 gekochtes Ei, 200 g gekochte Kartoffeln, 60 g Schweineschmalz, 10 g Knochenfuttermehl. Alle Gerichte werden mit einer Prise jodiertem Speisesalz ergänzt.**

Abwechslung: Wie kann ich variieren?

Sie haben verschiedene Möglichkeiten der Zubereitung: Entweder Sie kochen das Fleisch oder Sie braten es mit dem Öl/Schmalz in der Pfanne an. Reis, Kartoffeln und Nudeln werden getrennt gekocht. Das Gemüse können Sie entweder kurz blanchieren oder roh geben, je nach Vorliebe Ihres Hundes. Wenn Sie das Gemüse kochen, verwenden Sie das Kochwasser mit (ebenso das Kochwasser vom Fleisch). Frische Küchenkräuter (wie Petersilie, Basilikum, Kresse, Pimpinelle etc.) sind leicht selbst in Töpfen zu ziehen und ergänzen jede Mahlzeit, wenn sie klein gehackt zugegeben werden. Um einem Jodmangel vorzubeugen, würzen Sie regelmäßig mit einer Prise jodiertem Speisesalz. Ab und zu etwas Bierhefe ist eine gute Vitamin-B-Quelle. Alternativ geben Sie ab und zu ein Ei oder etwas Leber, beide sind reich an Vitamin B. Dafür dürfen Sie dann die Fleischmenge etwas reduzieren. Füttern Sie Leber aber nicht öfter als einmal pro Woche (maximal 50 g pro 10 kg Körpergewicht), denn sie hat einen sehr hohen Vitamin-A-Gehalt.

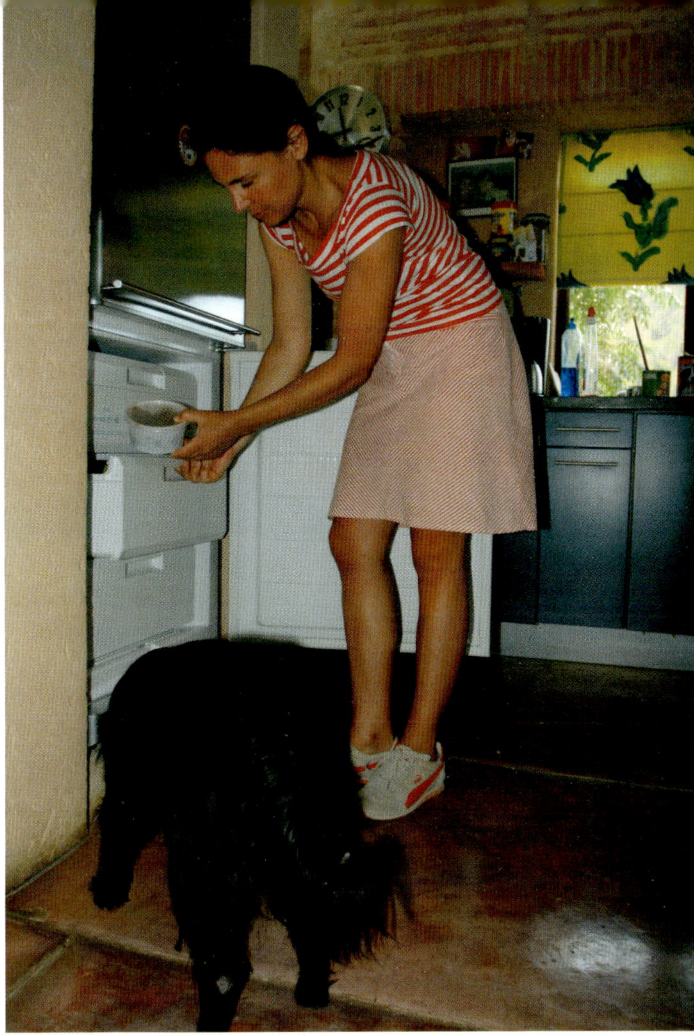

Tagesrationen können portionsweise eingefroren werden.

Kochrezepte: So wird mein Hund satt

Die Rezepte (siehe links) sind für ein bestimmtes Körpergewicht ausgerechnet: Rezept 1 für 5 kg, Rezept 2 für 15 kg und Rezept 3 für 30 kg. Für einen leichteren bzw. schwereren Hund müssen Sie die Zutaten entsprechend verringern oder aufstocken. Denken Sie aber daran, dass große Hunde weniger Energie pro Kilo Körpergewicht brauchen als kleine. Sehr aktive Hunde, kurzhaarige Hunde und jüngere Hunde brauchen mehr Energie als bequeme Hunde, langhaarige Hunde und ältere Hunde. Sie können die Bestandteile der Gerichte austauschen oder zusätzliche Komponenten hinzufügen (siehe folgende Doppelseite). Wer sich eingehender mit der Rationsberechnung beschäftigen möchte, findet auf den Seiten 60 und 61 weiterführende Adressen und Literaturhinweise.

Verdaulichkeit

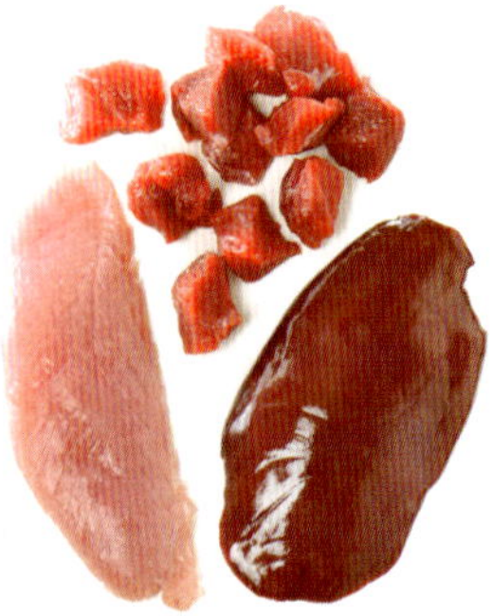

Fleisch und Innereien *Protein*

+++ ▸ Fleisch: Wechseln Sie immer mal wieder die Sorte: Rind, Schwein und Hammel sind eher fett, Geflügel und Pferdefleisch eher fettarm. Entsprechend sollte mehr oder weniger Fett ergänzt werden. Fleisch kann gekocht oder gebraten werden. Nicht roh verfüttern!

++ ▸ Innereien: Die Leber ist als Speicherorgan reich an Vitaminen und Spurenelementen. Deshalb immer mal wieder, maximal aber einmal pro Woche geben. Kann außerdem abführend wirken. Nieren sind ebenfalls vitaminreich.

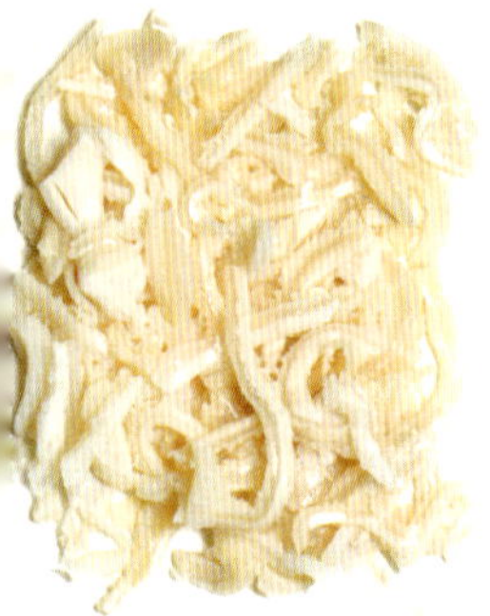

Schlachtabfälle und Tiermehl *Protein*

++ bis + ▸ Schlachtabfälle: Empfehlen sich aus Kostengründen bei großen Hunden. Mittlerweile bereits portioniert und tiefgefroren erhältlich (trotzdem abkochen!). Mägen sind gut verdaulich (mit Inhalt auch vitaminreich). Lunge, Milz und Euter können zu Durchfall führen.

++ bis + ▸ Tiermehl: Wurde früher zur kostengünstigen Fütterung großer oder vieler Hunde empfohlen. Seit dem Auftreten von BSE gelten strenge Regeln für den Handel mit Fleischmehl. Der Bezug ist daher – zumindest für Privatpersonen – nicht mehr ohne Weiteres möglich.

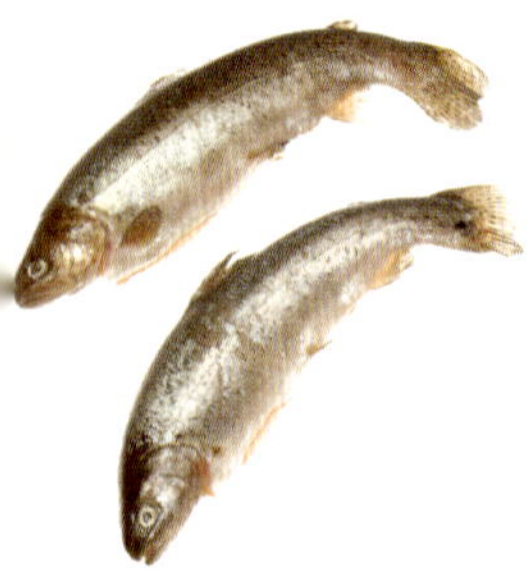

Fisch und Fischmehl *Protein*

+++ ▸ Fisch: Frischer Fisch liefert hochwertiges Protein und wird von vielen Hunden gern gefressen. Auf jeden Fall abkochen und die Gräten entfernen. Ab und zu darf auch Dosenthunfisch gegeben werden. Getrocknete Fische sind lecker, stinken aber für Menschennasen!

++ bis + ▸ Fischmehl: Da der ganze Fisch (mit Organen und Gräten) verwendet wird, ist der Nährstoffgehalt günstiger als beim selbst zubereiteten Fisch. Ist eine Alternative zum Tiermehl bei der Ernährung sehr großer oder vieler Hunde.

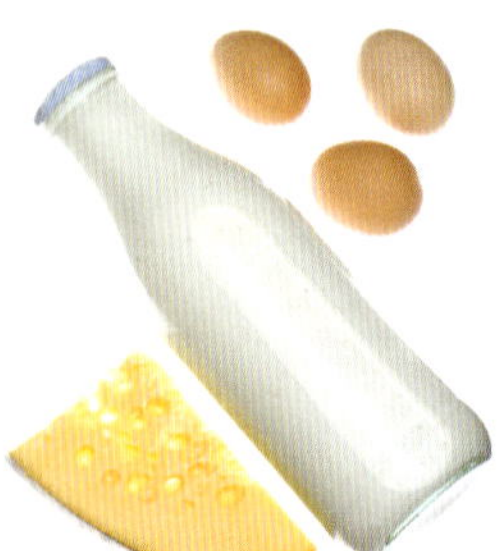

Milchprodukte und Eier *Protein*

+++ bis + ▸ Milchprodukte: Vor allem Milch enthält viel Kalzium und alle Vitamine. Alle Milchprodukte sind reich an hochwertigem Protein. Manche Hunde können Milchzucker nicht verdauen und reagieren mit Durchfall. Etwas besser bekömmlich: Quark, Jogurt, Buttermilch.

+++ ▸ Eier: Dürfen nur gekocht verfüttert werden. Hochwertige Proteinquelle und sehr vitaminreich. Sie können minderwertige Proteine (z. B. Schlachtabfälle) ergänzen. Die Eierschale enthält Kalzium, kann also zerrieben und anstatt Kalziumzusatz mitgefüttert werden.

Getreideprodukte *Kohlenhydrate*

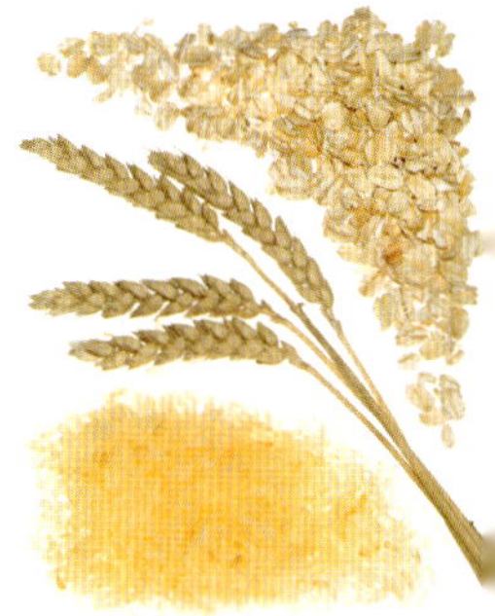

▸ Schrot und Flocken: Vor allem Mais, Weizen, Hafer und Reis. Schrot und Reis müssen zur besseren Verdaulichkeit gekocht, Flocken eingeweicht werden. Vor allem Hafer liefert wertvolle Fettsäuren. Tipp: Wenn es der Hund verträgt, in Milch kochen bzw. einweichen! — +++ (gekocht)

▸ Nudeln und Brot: Enthalten wenig Vitamine und müssen entsprechend ergänzt werden. Vollkornprodukte wählen (Ballaststoffe!). Wie alle Getreideprodukte nicht ausschließlich, sondern zur Eiweißergänzung füttern! Brot nur abgelagert verwenden, da frisches schlecht bekömmlich ist. — ++

Hülsenfrüchte *Protein und Kohlenhydrate*

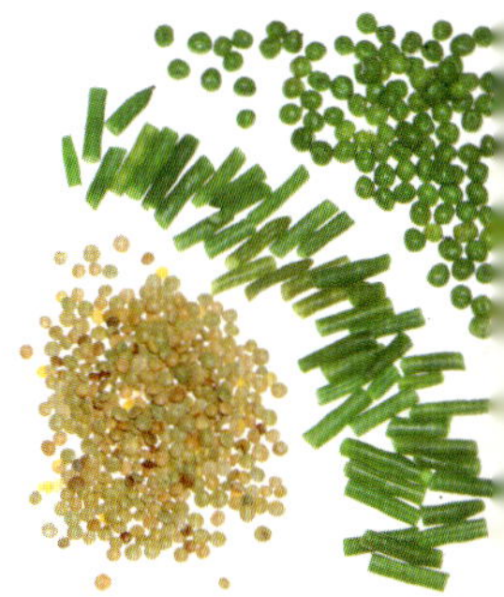

▸ Erbsen und Bohnen: Enthalten deutlich mehr Protein als Getreideprodukte. Müssen gekocht werden. Da sie zu Blähungen führen können, sollten sie nicht mehr als 10% der Mahlzeit betragen. Tipp: Vor der Fütterung grob zerdrücken, damit der Inhalt besser verdaut werden kann. — ++

▸ Soja: Ist fettreicher als Erbsen und Bohnen, außerdem ist die Eiweißqualität besser. In vielen kommerziellen Futtermitteln enthalten! Sojabohnen sind als Flocken am besten verdaulich. Können allerdings bei zu einseitiger Verwendung zu Durchfall führen. — ++

Obst und Gemüse *Ballaststoffe*

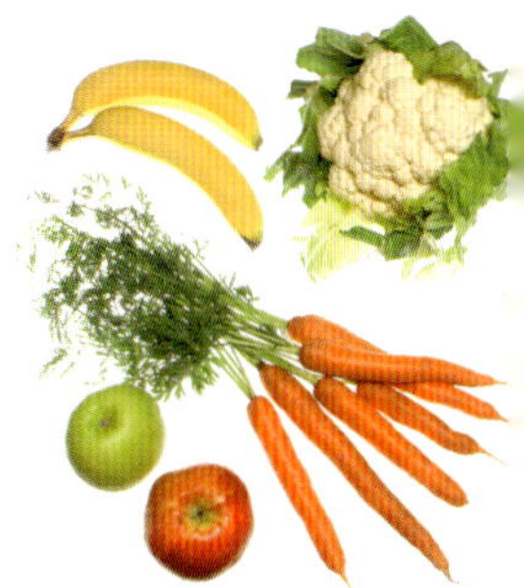

▸ Obst: Da Hunde Vitamin C selbst aufbauen können, müssen sie es nicht mit der Nahrung aufnehmen. Obst ist als Vitaminspender also für Hund nicht so wichtig wie für Menschen. Ab und zu ein Stück Obst liefert dafür Ballaststoffe. — ++

▸ Gemüse: Auch hier sind die Ballaststoffe fast wichtiger als die Vitamine. Blanchiert oder roh (je nach Verträglichkeit) können sie eine Protein-Kohlenhydrat-Mahlzeit ergänzen. Kartoffeln sind als Energiespender wie Getreideprodukte (z. B. Reis oder Nudeln) einzusetzen. — +++ (gekocht) bis +

Fette und Öle *Fett*

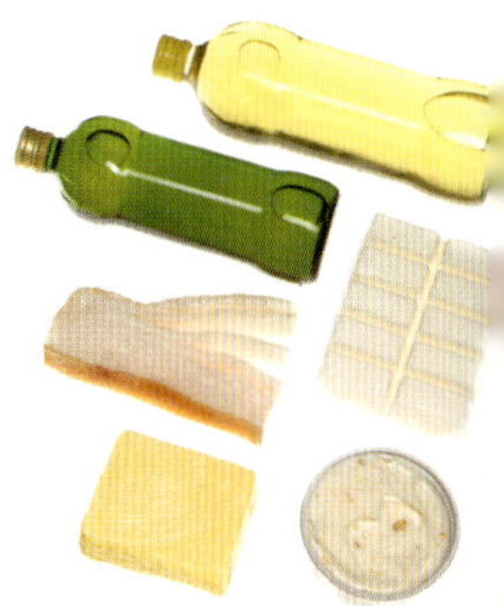

▸ Tierische Fette: Vom Rinderfett über Schweinefett und Geflügelfett steigt der Gehalt an gesunden ungesättigten Fettsäuren bis hin zum Fischöl (hat den höchsten Gehalt und ist daher das wertvollste tierische Fett für die Hundeernährung). — +++ bis +

▸ Pflanzliche Fette: Enthalten insgesamt mehr ungesättigte Fettsäuren als die tierischen Fette, werden aber auch schneller ranzig. Je mehr Fett gegeben wird, desto höher wird auch der Vitamin-E-Bedarf! Gut verträglich: Soja-, Mais-, Sonnenblumen- und Olivenöl. — +++ bis ++

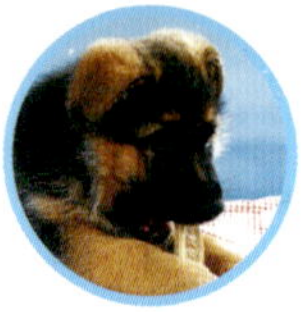

Zu Tisch!

Nicht nur das „Was“ ist wichtig bei der Hunderfütterung, sondern auch das „Wie“. Eine entspannte Atmosphäre und das richtige Timing ist beim Essen für Hunde (fast) genauso wichtig wie für Menschen.

Zubehör

Hunde sollten am besten in einem Futternapf ihr Fressen bekommen. Dieser sollte nicht zu leicht sein, damit er beim Fressen nicht quer über den ganzen Fußboden geschoben wird. Plastiknäpfe sind zwar günstig und einfach zu reinigen, dafür meist recht leicht. Außerdem gibt es Hunde, die solche Näpfe annagen. Praktisch sind stabile Steingutnäpfe. Für manche Rassen wie Cocker Spaniel und Bassets gibt es besonders hochwandige Näpfe, die verhindern sollen, dass die Ohren ins Fressen hängen. Für große Hunde gibt es spezielle Napfständer („Futterpodeste“ können von Heimwerkern auch selbst gebastelt werden). Kombinationen aus Futter- und Wasserschüssel sehen zwar „aufgeräumt“ aus, erweisen sich aber als wenig alltagstauglich, da das Wasser durch Futterreste verunreinigt wird. Wenn Sie mehrere Hunde haben, sollte jeder seinen eigenen Napf bekommen. Nach jeder Mahlzeit werden Futterreste entsorgt und das Fressgeschirr abgewaschen. Auch der Wassernapf sollte regelmäßig gereinigt werden.

Wann und wie oft

Ein erwachsener Hund kommt mit einer täglichen Mahlzeit aus. Große Rassen, die zur Magendrehung neigen (wie zum Beispiel Doggen oder Irische Wolfshunde) sollten allerdings drei- oder sogar viermal täglich gefüttert werden. Viele Besitzer füttern auch mittelgroße oder gar kleinere Rassen zweimal täglich. Da die Fütterung für die meisten Hunde ein „Highlight“ im Tagesablauf darstellt, spricht nichts gegen zwei Mahlzeiten, solange der Tagesbedarf an Energie insgesamt nicht überschritten wird. Bewährt hat sich eine kleinere Mahlzeit am Morgen und eine größere am frühen Abend.

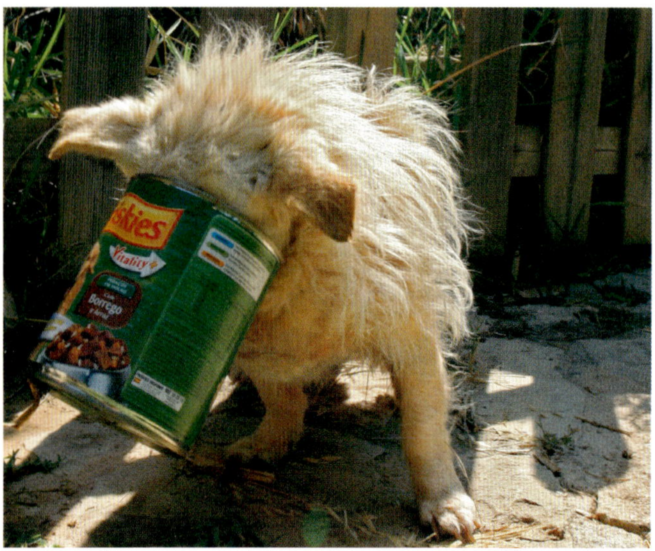

Leere Dosen können zur gefährlichen Falle werden!

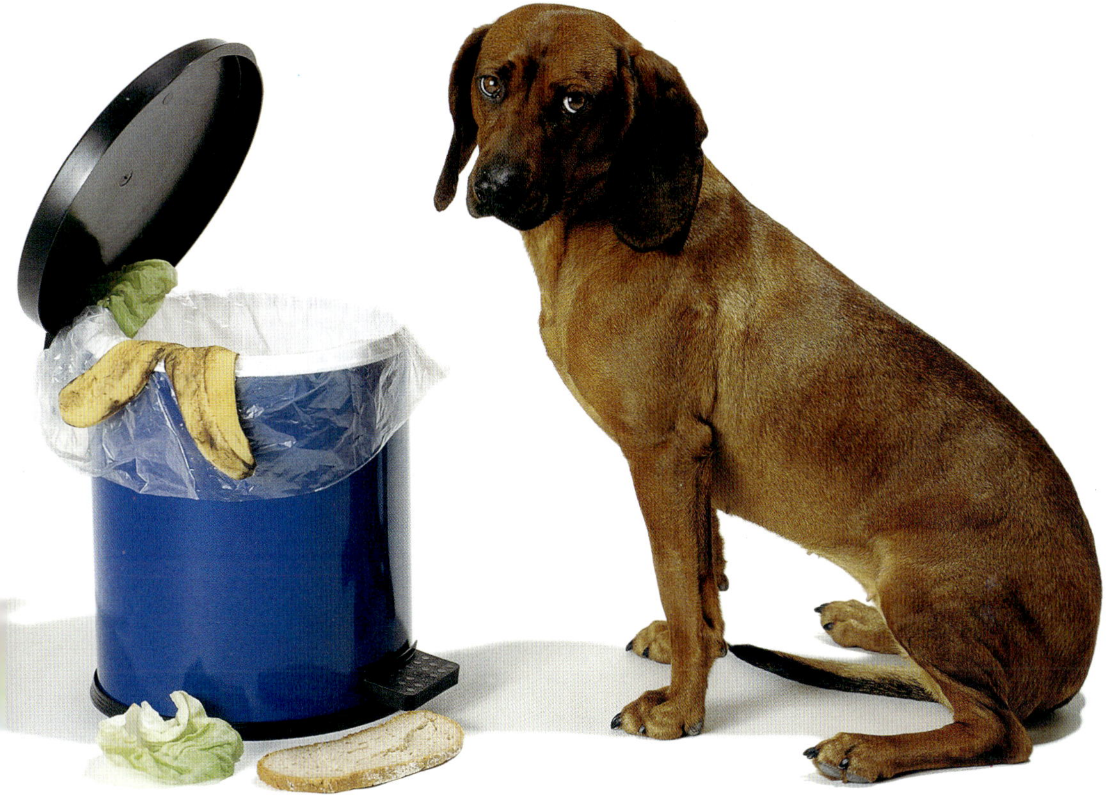

Gefahr aus dem Mülleimer: Scharfe Kanten, Giftiges und Fremdkörper.

Vorsicht Gefahr

Entsorgen Sie Futterreste so, dass der Hund sie nicht erreichen kann. Speziell Mülleimer sollten für Hunde unzugänglich sein. Geöffnete Konserven gehören gleich wieder in den Kühlschrank. Leere Dosen spülen Sie am besten sofort aus und entsorgen sie in die Gelbe Tonne.

An den scharfen Rändern können sich Hunde empfindlich verletzen, vor allem die Zunge mit ihren großen Blutgefäßen ist gefährdet. Kleine Hunde können auch mit dem Kopf in der Büchse stecken bleiben. Auf der Futtersuche im Mülleimer könnte sich der Hund auch an anderen Gegenständen verletzen oder Dinge aufnehmen, die im Darm stecken bleiben. Weitere Gefahrenquellen sind Fischköpfe (Angelhaken) und Mägen (diverse Fremdkörper).

SMART Management

- **Ad libitum bedeutet,** dass das Futter zur freien Verfügung bereitgestellt wird. Ist nicht für jeden Hund geeignet, da viele sich dabei überfressen.
- **Zeitkontrolliert** füttert man, wenn eine beliebige Menge angeboten, nach einer bestimmten Zeit aber wieder entfernt wird.
- **Restriktive Fütterung** ist die genaue Zuteilung des Tagesbedarfs. Für die meisten Hunde am besten geeignet.

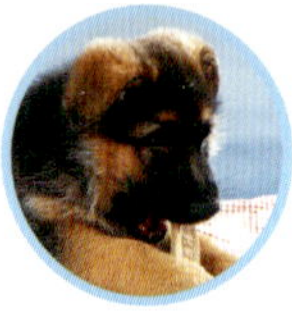

Lebensphasen

Die Ernährungsbedürfnisse eines Hundes verändern sich in den verschiedenen Lebensstadien. Ein Saugwelpe hat andere Ansprüche als ein Teenager, ein erwachsener Hochleistungshund oder eine trächtige Hündin andere als ein Hundeopa. Wie Sie diesen Ansprüchen gerecht werden, lesen Sie in diesem Kapitel.

Trächtigkeit und Säugen gehören zu den größten „Kraftakten", zu denen der Körper eines Hundes in der Lage ist. Die Hündin muss in den Hochzeiten dieser Phasen also besonders energiereich ernährt werden. Das Protein in ihrer Nahrung sollte außerdem sehr hochwertig (reich an essenziellen Aminosäuren) sein, denn es liefert ja die Bausteine für die Welpen.

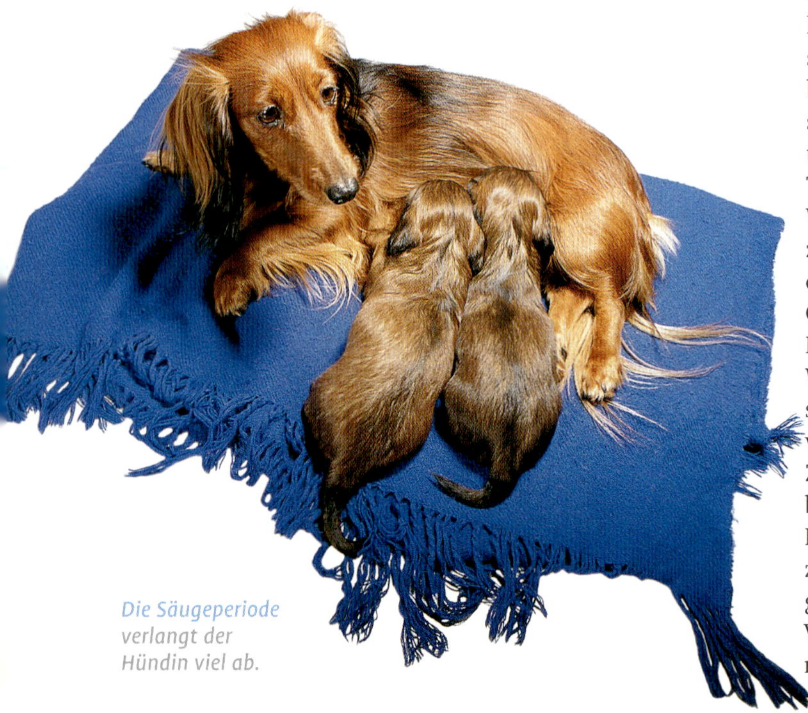

Die Säugeperiode verlangt der Hündin viel ab.

Was bekommt der werdenden Mama?

Manche Hunde reagieren empfindlich auf Futterwechsel, wenn sie längere Zeit dasselbe Futter bekommen haben. Wenn Sie also wissen, dass Ihre Hündin Junge bekommen soll, stellen Sie sie rechtzeitig auf das Futter um, das sie während der Trächtigkeit fressen soll. Wenn Sie Fertigfutter bevorzugen, sollten Sie ein Produkt mit Super-Premium-Qualität und ausreichender Energiedichte wählen (z. B. Welpenfutter). Wenn Sie selbst kochen, wählen Sie vor allem gut verdauliche Zutaten, von denen Sie bereits wissen, dass Ihre Hündin sie verträgt. Ergänzen Sie Selbstgekochtes gegebenenfalls durch ein Vitamin- oder Vitamin-Mineral-Präparat. Der Energiebedarf erhöht sich übrigens erst im letzten Drittel der Trächtigkeit, also ungefähr ab dem 40. Tag. Da auch nun die Rundungen langsam sichtbar werden, geben Sie ihr die Tagesration lieber auf mehrere kleine Portionen über den Tag verteilt. Die Gebärmutter mit den Jungen darin kann nämlich ganz schön umfangreich werden und so den Magen einengen. Als Richtlinie kann gelten, dass die Hündin gegen Ende der Trächtigkeit maximal das 1,5-fache ihres normalen Energiebedarfes hat. Sie sollte insgesamt nicht mehr als 25 % an Gewicht zunehmen! In der dritten Woche kann die Hündin übrigens unter einer vorübergehenden Appetitlosigkeit leiden. Auch etwa 24 Stunden vor der Geburt stellen die meisten Hündinnen die Futteraufnahme ein.

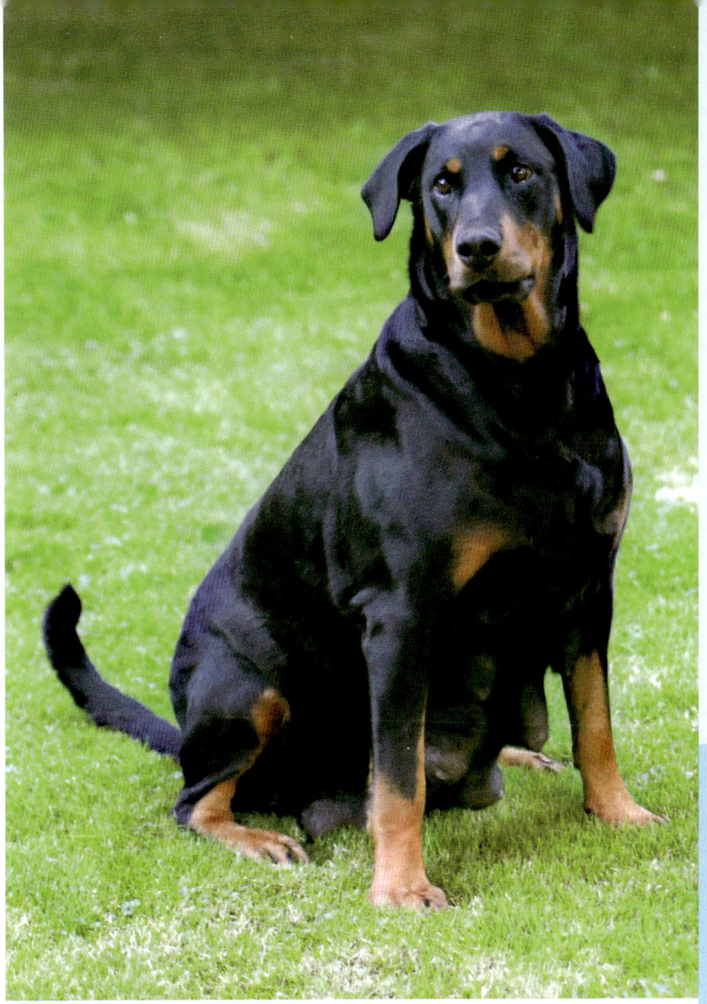

Erst gegen Ende der Trächtigkeit braucht die Hündin mehr Energie.

SMART

Eklampsie

- **Durch** Kalziummangel ausgelöste Krämpfe der Hündin während der Säugeperiode.
- **Zur Vorbeugung** geben manche Züchter während der Trächtigkeit vermehrt Kalzium.
- **Dies ist nicht** zu empfehlen, da dadurch die Fähigkeit des Körpers, selbst Kalzium zu mobilisieren, unterdrückt werden kann.

Das Wochenbett

Die Geburt ist für die Hündin eine große Anstrengung. Und mit der beginnenden Milchbildung wird dem Körper weiter viel abverlangt! Die Hündin braucht in dieser Zeit ein hochwertiges, energiereiches Futter. Bis zur dritten und vierten Säugewoche steigt der Energiebedarf der Hündin (je nach Wurfgröße) auf das 3-fache ihres normalen Bedarfes. Mehrere kleine Mahlzeiten über den Tag verteilt haben sich bewährt. Ebenso wichtig ist eine Schüssel frisches Wasser in ständiger Reichweite.

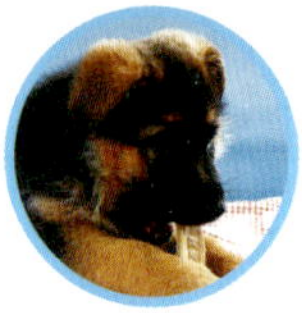

Vom Welpen zum Senior

In den ersten drei bis vier Lebenswochen ernähren sich die Welpen ausschließlich von Muttermilch. Vor allem die Aufnahme des so genannten Kolostrums (die Muttermilch in den ersten 24 Stunden nach der Geburt) ist aus zwei Gründen besonders wichtig.

Saugwelpen

Außer während der Milchproduktion ist der Nährstoff- und Energiebedarf in keiner Lebensphase so hoch wie während des Wachstums. Ein Junghund braucht doppelt so viel Energie wie ein ausgewachsener Hund der gleichen Größe! Diese Faustregel gilt, bis der Hund circa 40 % seines Endgewichtes erreicht hat, also mit rund sechs Monaten. Außerdem brauchen wachsende Hunde mehr hochwertiges Protein als erwachsene Tiere. Schließlich ist ihr Körper noch eine „Baustelle“ und braucht laufend Nachschub an Baumaterial! Der Verdauungstrakt eines jungen Hundes ist noch nicht so aufnahmefähig wie beim erwachsenen Tier: Das Maul und die Zähne sind kleiner, der Magen hat ein geringeres Fassungsvermögen. Deshalb bekommen Welpen und Junghunde ihr Futter auf mehrere Mahlzeiten verteilt: Bis zum vierten Monat viermal täglich, bis zum sechsten Monat dreimal täglich und ab dem sechsten Monat zweimal täglich. Wenn Sie den Hund mit Fertigfutter ernähren möchten, entscheiden Sie sich für ein Super-Premium-Produkt. Kochen Sie selbst, so wählen Sie hochwertige Zutaten aus und ergänzen Sie nach Bedarf mit einem Vitamin-Mineralpräparat.

Rezept für Leckermäulchen

Dieses Rezept ist für einen Welpen/Junghund von 5 kg Gewicht berechnet. Verteilen Sie die Tagesmenge je nach Alter auf mehrere Einzelportionen!

120 g Putenfleisch, 100 g Haferflocken, 100 ml Vollmilch, 10 g Keimöl, 2 g Futterkalk. Verträgt Ihr Welpe keine Milch, ersetzen Sie die Milch durch ein hartgekochtes Ei und geben Sie 20 g statt 10 g Keimöl.

Kochen Sie die Haferflocken kurz in der Milch bzw. in Wasser auf. Das Putenfleisch können Sie sich vom Metzger durch den Wolf drehen lassen oder selbst in maulgerechte Stückchen schneiden. Das Fleisch können Sie kochen oder mit dem Öl anbraten. Alle Zutaten schließlich gut vermischen!

Im Herbst des Lebens

Wann das Alter beginnt, ist gar nicht so leicht zu sagen. Generell altern große Rassen schneller, kleine langsamer. So ist eine Dogge mit sieben Jahren schon alt, ein Zwergpudel vielleicht erst mit elf. Die Muskelmasse nimmt ab, dafür wird das Körperfett mehr. Dementsprechend darf die Nahrung nicht mehr

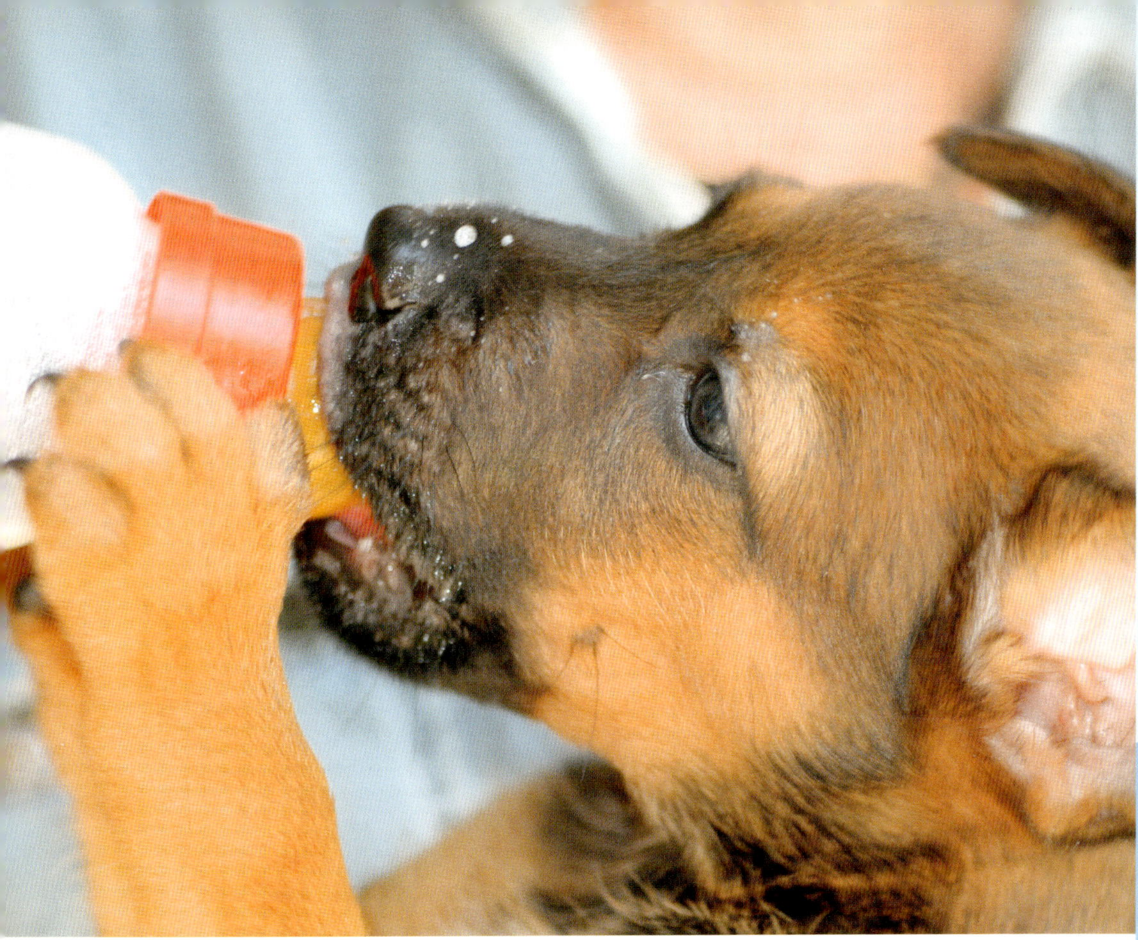

Auch wenn Muttermilch am besten ist: Manche Welpen müssen mit der Flasche aufgezogen werden.

so energiereich sein wie beim jüngeren Hund. Ältere Hunde brauchen übrigens nicht weniger Protein als jüngere Hunde. Allerdings auch nicht mehr, denn der Abbau der Muskelmasse lässt sich allenfalls durch regelmäßiges, dem Alter angepasstes Bewegungstraining vermindern. Sie können zwischen einem speziellen Seniorfutter (am besten Super-Premium-Qualität) oder einem ausgewogenen selbst gekochten Futter wählen, das insgesamt weniger Energie als ein „normales" Futter hat (z. B. fettärmeres Fleisch oder eine geringere Tagesration).

SMART

Leistungssportler

- **Aktive Sporthunde** oder Diensthunde brauchen mehr Energie und Fett.
- **Es gibt spezielle** Fertigfutter für Hochleistungshunde.
- **Der Wasserbedarf** ist ebenfalls höher. Die Hunde sollten aber unmittelbar vor und nach der Arbeit keine größeren Mengen trinken!
- **Das Futter** wird auf zwei (oder drei) Tagesrationen verteilt. Die größte Mahlzeit gibt es 1–2 Stunden nach dem täglichen Training.

Do's and Dont's

Fehler in der Ernährung können vermieden werden, wenn man sie kennt. Sie finden hier eine Zusammenstellung schlimmer und weniger schlimmer „Sünden“. Außerdem: Hätten Sie´s gewusst? Mythen der Hundeernährung werden entlarvt!

Durch Käse verlieren Hunde ihren Geruchssinn: Falsch! Käse enthält Protein, Kalzium und je nach Fettstufe mehr oder weniger viel Energie. Manche Sorten sind allerdings recht salzig. Wenn Ihr Hund Käse mag und ihn verträgt, darf er durchaus ab und zu ein Stückchen haben. Rohes Fleisch macht Hunde scharf: Falsch! Wenn der Hund die Beute nicht selbst gerissen hat, verändert rohes Fleisch sein Verhalten nicht. Es sollte allerdings aus hygienischen Gründen immer abgekocht werden. Vitamin C verhindert Skeletterkrankungen beim wachsenden Hund: Falsch! Untersuchungen haben gezeigt, dass die Vitamin-C-Gabe keinerlei Vorteile bietet. Im Übermaß kann Vitamin C sogar zur Harnsteinbildung beitragen. Knoblauch vertreibt Flöhe und Würmer: Leider falsch! Knoblauch ist wie Zwiebeln im Übermaß sogar giftig.

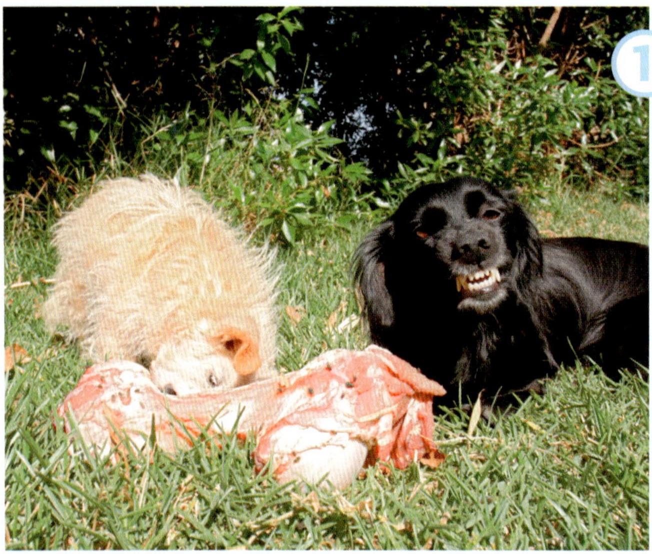

1

◂ Knochen enthalten viel Kalzium, trainieren die Kaumuskulatur, halten die Zähne sauber und sind eine prima Beschäftigung. Am besten sind Röhrenknochen vom Kalb, Brustbein und Rippen geeignet. Besser nicht: Wirbelknochen, Hühnerknochen, quergeschnittene Röhren. Vorsicht bei mehreren Hunden wegen Futterneid! Zu viel kann zu Verstopfung führen, deshalb nicht öfter als zweimal pro Monat. Bitte keine Knochen für: Welpen, Hunde unter 10 kg, Hunde mit Zahn- und Zahnfleischproblemen und Hunde mit Verdauungsproblemen.

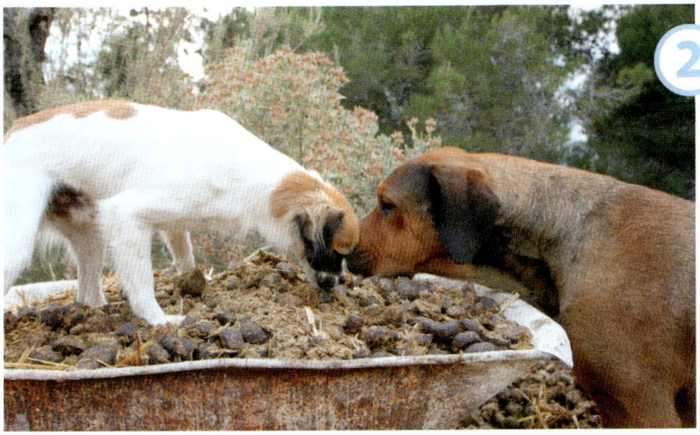

2

◂ Kotfressen ist bei Hunden weit verbreitet. Nährstoffmangel muss nicht die Ursache sein, denn auch ausgewogen und vollwertig ernährte Hunde zeigen dieses Verhalten. Wahrscheinlicher ist, dass Darminhalt und Kot anderer Tiere zum natürlichen Nahrungsspektrum des Hundes gehören. Pflanzenfresserkot ist nicht schädlich, Fleischfresserkot kann unter Umständen Parasiten übertragen.

3

▸ Schokolade und andere Süßigkeiten sollten die absolute Ausnahme darstellen, besser noch gar nicht gegeben werden. Neben den überflüssigen Kalorien, die wie beim Menschen in Fettdepots gelagert werden, kann das in Schokolade enthaltene Theobromin für Hunde sogar giftig sein: 650 g Milchschokolade oder 90 g Blockschokolade können einen 10 kg schweren Hund töten.

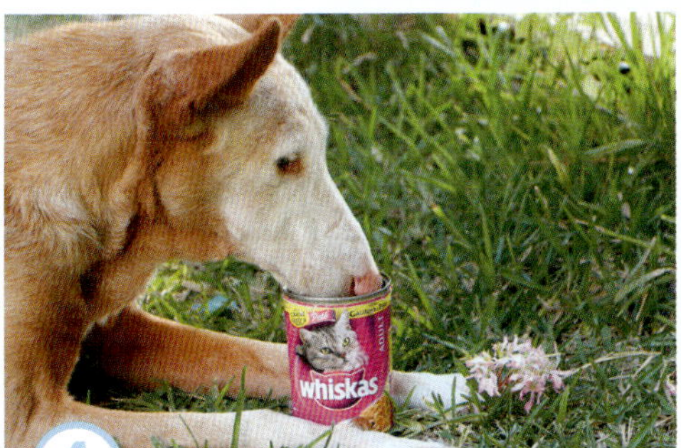

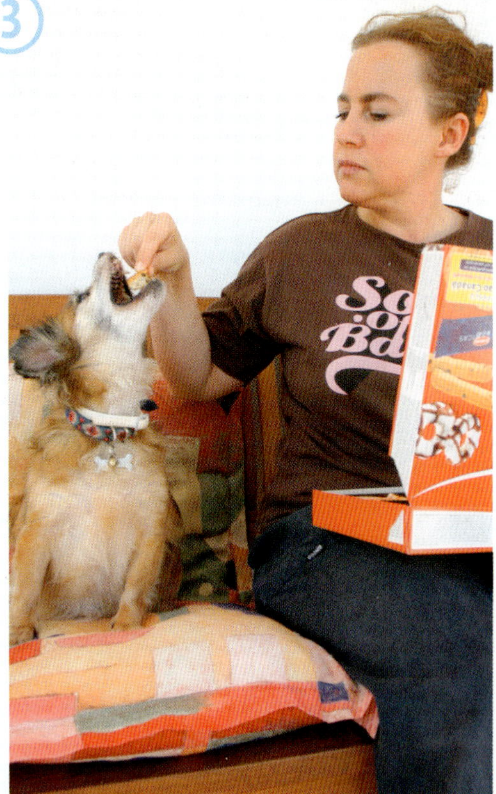

4

▴ Katzenfutter stellt auf Dauer keine adäquate Hundeernährung dar. Der Proteinanteil ist in der Regel höher und kann auf Dauer zu Verdauungsproblemen führen. Gegen ein Löffelchen ab und zu ist hingegen nichts einzuwenden! Allerdings sollte der Hund die Dose nicht selbst auslecken, da er sich dabei verletzen kann.

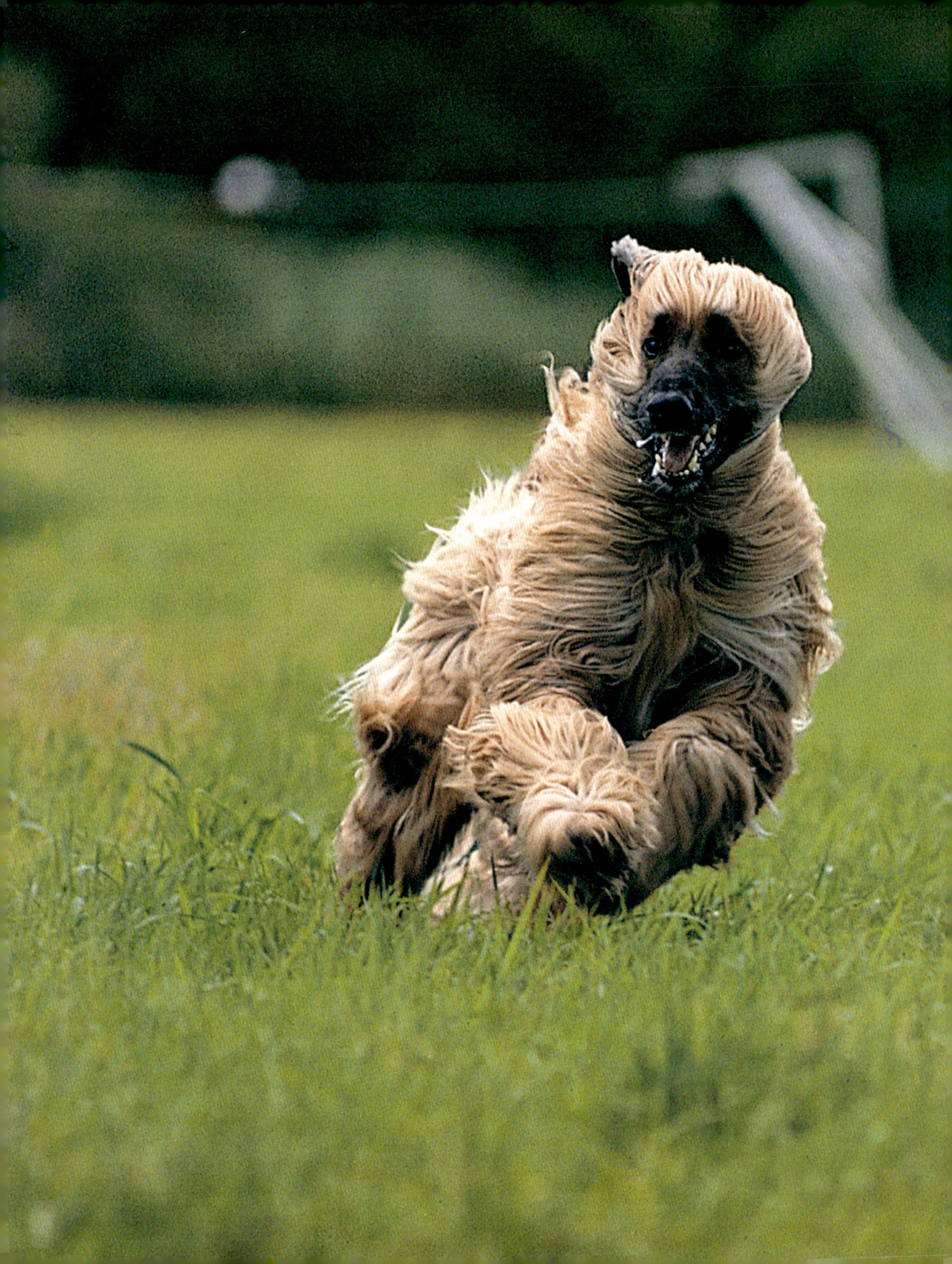

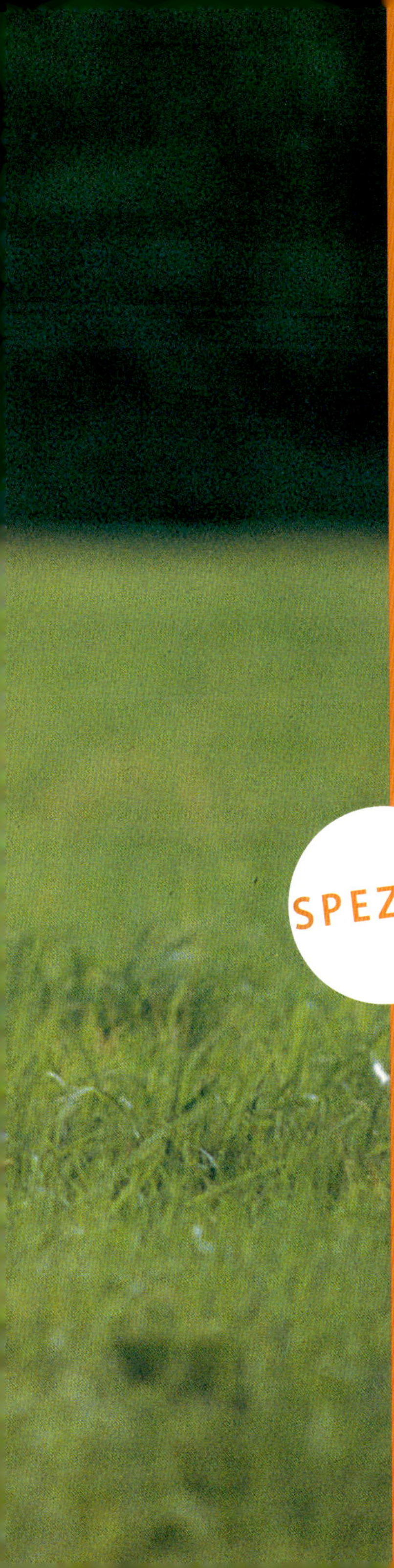

Diät & Co.

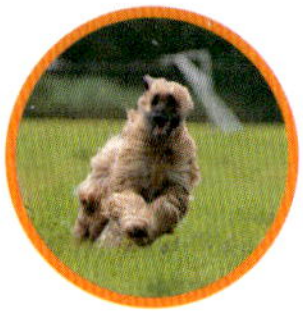

Dicker Hund

Zu enge Hosen, abschätzige Blicke, Selbstvorwürfe – das bleibt unserem Hund erspart, wenn er ein paar Kilo zu viel auf den Rippen hat. Gesundheitliche Risiken wie Gelenkprobleme, Schweratmigkeit und Stoffwechselstörungen allerdings treffen auch den Hundemoppel!

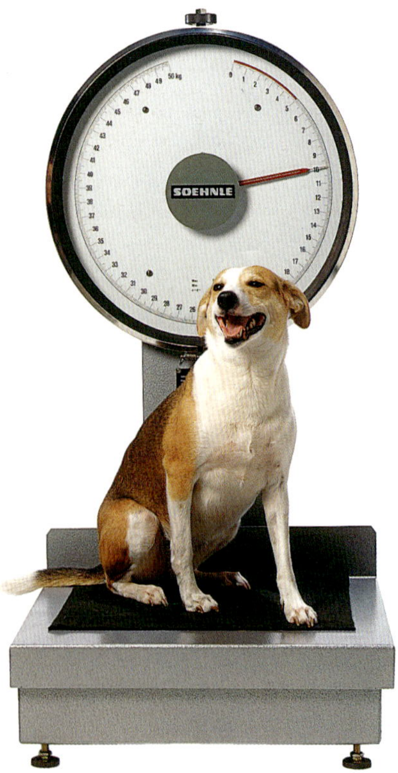

Die Stunde der Wahrheit!

Wie dick ist zu dick?

Beim normalgewichtigen Hund sollte man die Rippen gut ertasten können. Der Körperbau der Rassen kann sich erheblich unterscheiden: Bei gleichem Idealgewicht ist zum Beispiel eine Französische Bulldogge kleiner und viel kompakter als der hochbeinige und schmale Whippet. Und bei fast gleicher Schulterhöhe liegt das Idealgewicht eines Neufundländers circa 25 kg über dem eines Greyhounds! Haben Sie einen Rassehund mit Standardgröße, so orientieren Sie sich am Idealgewicht seiner Rasse und seines Geschlechts (falls Sie es nicht kennen: fragen Sie beim Zuchtclub oder Ihrem Tierarzt danach!). Haben Sie einen Mischling, so lassen Sie ihn beim nächsten Tierarztbesuch wiegen und fragen Sie dort, ob er das für seine Größe und seinen Typ richtige Gewicht hat. Sobald ein Hund sein Idealgewicht um 15 % überschreitet, spricht man von Übergewicht und sollte etwas dagegen unternehmen. Stecken Sie sich und Ihrem Hund ein realistisches Ziel: Pro Woche sollte ein Gewichtsverlust von 2 % angestrebt werden. Das bedeutet z. B. für einen Hund mit 20 kg, dessen Idealgewicht bei 15 kg liegt, dass er über einen Zeitraum von 3 Monaten Schritt für Schritt zu seinem Idealgewicht gelangt.

Motivation ist alles

Vielleicht kommt Ihnen dies bekannt vor: Ein paar Pfündchen sollten dringend runter, und auch der Arzt ist nicht begeistert von der letzten Untersuchung. Wenn es nur nicht immer so lecker schmecken würde, vor allem die Knabbereien abends auf der Couch ... Sport wäre ja nicht schlecht, aber nach fünf Minuten Dauerlauf ist die Puste weg. Genauso geht es den meisten übergewichtigen Hunden. Da hilft nur eins: Sie als Hundebesitzer müssen stark bleiben, denn von Ihnen hängt es ab, ob Ihr Hund wieder zu seinem „Wohlfühlgewicht" findet! Lassen Sie sich nicht erweichen, geben Sie allenfalls „schlanke" Leckerlis wie Karottenschnitze.

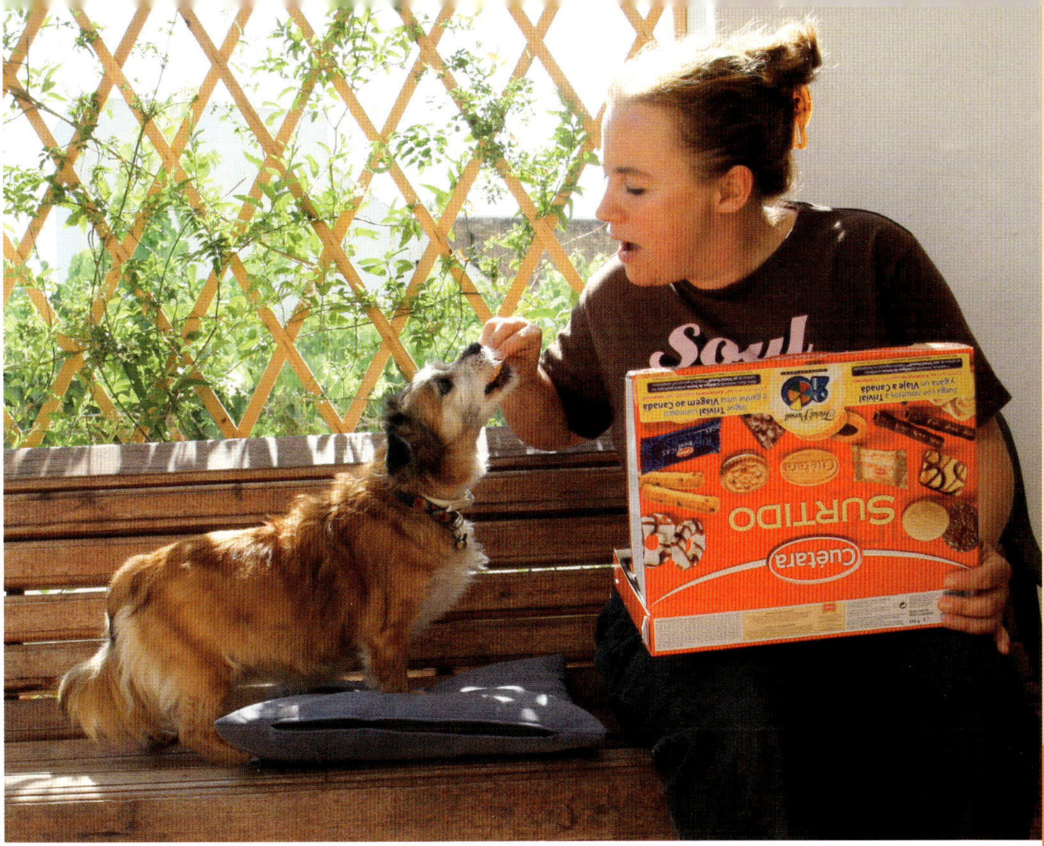

So nicht! Schokolade und Süßigkeiten machen jede Diät zunichte.

Professionelle Anleitung

Am besten geht es unter tierärztlicher Anleitung: So werden Sie „gezwungen“, am Ball zu bleiben. Führen Sie Buch und wiegen Sie den Hund einmal pro Woche. Alle zwei bis vier Wochen ist ein Gewichtscheck in der Praxis dran. Wichtig ist regelmäßige Bewegung (je nach körperlicher Verfassung des Hundes reichen am Anfang 20 bis 30 Minuten Spazierengehen aus). Die bisherige Ernährung wird entweder auf ein kommerzielles Light-Produkt umgestellt oder auf circa 60 % des Bedarfs gedrosselt. Verteilen Sie die tägliche Futtermenge auf drei bis vier kleinere Mahlzeiten. Ist das Ziel erreicht, müssen Sie weiter konsequent bleiben: Um das Idealgewicht zu halten, sind drei Dinge wichtig: Regelmäßige Bewegung, restriktive Fütterung und keine Snacks!

SMART

Wenn die Diät versagt

- **Mehrere Hunde** im Haus machen die Diät doppelt schwer: Schnell ist ein fremder Napf geleert. Auch Katzenfutter wird gern gemopst.
- **Snacks schlagen** zu Buche: Rechnen Sie jedes, auch noch so kleines Extra auf die Tagesration an.
- **Manche Krankheiten** können zu Übergewicht führen (z. B. Schilddrüsenunterfunktion). Lassen Sie Ihren Hund vor einer Diät durchchecken.

Zu viel des Guten

Überschuss, aber auch Mangel an bestimmten Nährstoffen kann dem Hund schaden. Bei welchen Nährstoffen Sie besonders aufpassen müssen, lesen Sie hier.

Nährstoffmangel

Bei einer abwechslungsreichen und ausgewogenen Ernährung und viel Bewegung an der frischen Luft sind Mangelzustände heutzutage außerordentlich selten. Früher war Rachitis bei Kindern (und Welpen) verbreitet. So nannte man die Folgen eines gravierenden Vitamin-D- und Kalziummangels. Ursache dieses Mangels war eine Kombination aus zu wenig Sonnenlicht und zu wenig kalziumreicher Nahrungsmittel. Seit man weiß, dass Licht, Bewegung und Kalzium für den gesunden Knochenwachstum wichtig sind, kommt diese Erkrankung in Deutschland so gut wie gar nicht mehr vor.

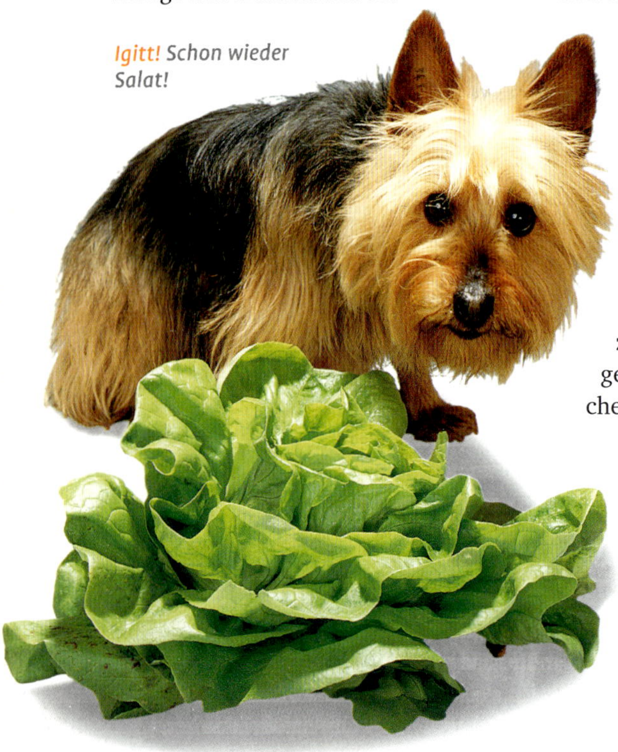

Igitt! Schon wieder Salat!

Ein Proteinmangel ist in unserer heutigen „Überflussgesellschaft" sehr selten. Höchstens wenn ein Besitzer seinem Hund aus Spargründen über einen längeren Zeitraum sehr minderwertiges Protein gibt, können sich die Folgen wie Muskelabbau und brüchiges Haarkleid zeigen.

Biotinmangel kann unter praktischen Umständen auftreten, wenn sehr viel rohes Eiklar verfüttert wird, da ein darin enthaltener Stoff das Vitamin inaktiviert. Symptome sind schuppiges und raues Fell. Fazit: Eier nur gekocht verfüttern!

Vitamin-B1-Mangel kann durch zu viel rohen Fisch ausgelöst werden. In manchen Fischen (z. B. Karpfen, Hering) kommt ein Faktor vor, der das Vitamin abbaut. Der Mangel äußert sich in Krämpfen. Darum: Fisch immer abkochen!

Nikotinsäure ist ein Vitamin des B-Komplexes und kommt fast nur in tierischen Produkten vor. Bei zu einseitiger Verfütterung von

Getreideprodukten kann es zu Schleimhautentzündungen und einer dunkelverfärbten Zunge kommen („black tongue disease").

Nährstoffe im Übermaß können Schaden anrichten

Eine Zeit lang war es Mode, Welpen nach dem Motto: „Viel hilft viel" aufzuziehen. Es hat sich allerdings gezeigt, dass zu viel Kalzium und Protein beim wachsenden Hund zu Skelettfehlbildungen führen können. Vor allem die jungen Hunde sehr großer Rassen reagieren mit maximalen Wachstumsschüben auf ein Überangebot dieser Nährstoffe; das noch empfindliche Skelett mit seinen schwachen Gelenken kann das zu hohe Gewicht nicht tragen. Ein Kalziumüberschuss kann außerdem zu Zinkmangel führen (äußert sich in Hautentzündungen). Ein Zuviel an den Mineralien Phosphor, Kalzium und Magnesium sowie an Vitamin C begünstigt die Bildung von Harnsteinen. Vitamin A und D können in extrem hohen Dosen zu so genannten Vitaminosen (so nennt man Vitamin-„Vergiftungen") führen. Praktisch kommt dies aber kaum vor, es sein denn, Sie ernähren Ihren Hund ausschließlich mit Leber (Vitamin A) oder reichern sein Futter täglich mit einer Menge Lebertran (Vitamin D) an.

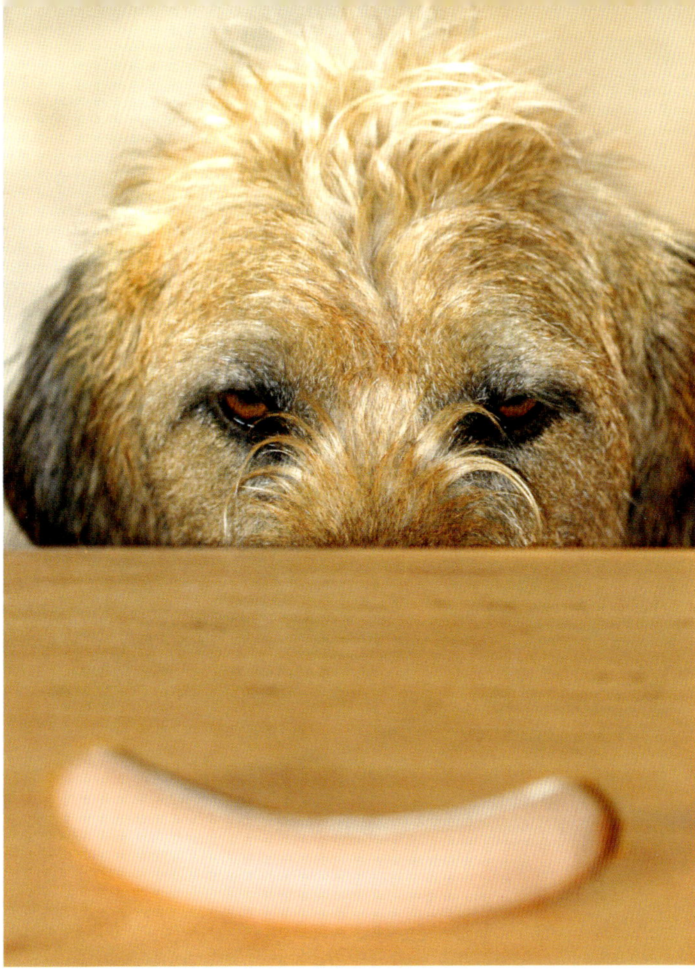

Reine Fleischernährung führt auf Dauer zu Mängeln.

SMART

Wie vermeiden?

- **Hunde können** vorübergehende Mängel und Überschüsse an Nährstoffen ausgleichen.
- **Falls das Futter** dauerhaft arm an Vitaminen und Mineralien ist, können Zusätze gegeben werden. Bei abwechslungsreicher Kost sollte maximal wöchentlich ein Zusatzpräparat gegeben werden.
- **Fertigfutter** nicht auf eigene Faust mit zusätzlichen Ergänzungen aufpeppen!

Krankenkost

Die raschen Fortschritte in der Kleintiermedizin haben im Laufe der Jahre zu einer riesigen Produktpalette an speziellen Diätfuttermitteln für Hunde geführt. Für fast jedes Leiden gibt es das entsprechende Diätfutter.

Nur beim Tierarzt

Bei vielen Krankheiten, die beim Hund vorkommen, wird der Tierarzt ein unterstützendes Spezialfutter empfehlen. Die Hersteller dieser speziellen Krankendiäten haben auf wissenschaftlicher Grundlage die Nährstoffe so zusammengestellt und gegebenenfalls mit bestimmten Zusätzen angereichert, dass eine Verbesserung des Zustandes zu erwarten ist.
Manche dieser Futter werden nur für die Dauer einer vorübergehenden Erkrankung gegeben, andere soll der Hund für den Rest seines Lebens bekommen. Die meisten Produkte werden als Trocken- und als Feuchtfutter angeboten. Eine Ausnahme macht spezielles Trockenfutter zur Zahnsteinvorbeugung. Diätfuttermittel, die bei Krankheiten eingesetzt werden, sind nur beim Tierarzt erhältlich. Er berät Sie auch zu Light- und Zahnpflege-Produkten sowie der großen Auswahl an Diätfuttersorten für Hunde, die Sie auch im Handel erhalten.

Vorbeugung

1. **Viele Krankheiten entstehen erst gar nicht, wenn ein Hund von Anfang an artgerecht ernährt und bewegt wird.**
2. **Süßigkeiten sind tabu! Übermäßiger Zuckerkonsum kann auch bei Hunden zu Stoffwechselstörungen führen.**
3. **Halten Sie Ihren Hund schlank! Ersparen Sie ihm aber auch wöchentliche Fastentage. Bei einer normalen Ernährung sind die nämlich überhaupt nicht nötig.**

Welche speziellen Diäten gibt es für Hunde?

Am bekanntesten sind wohl die Diäten für übergewichtige Hunde. Diese Light-Produkte sind fettreduziert und enthalten dafür mehr Ballasttoffe oder Kohlenhydrate.
Bei Hauterkrankungen gibt es ebenfalls eine Vielzahl von Spezialfutter, die meist reich an essentiellen Fettsäuren sind.
Nierenkranke Hunde kann man mit einer Nierendiät unterstützen. Hier sind Protein und Phosphor niedriger, um die Nieren zu schonen.
Ebenfalls proteinreduziert, außerdem arm an bestimmten Mineralien sind die Diätfuttermittel zur Behandlung und/oder Vorbeugung von Harnsteinen.
Antiallergische Futtermittel enthalten ausgewählte Proteinquellen, von denen man hofft, dass sie keine Allergien auslösen (z. B. Ente).
Rekonvaleszenzfutter ist hoch verdaulich, energiereich und meist sehr lecker, sodass ein geschwächter

Patient schell wieder zu Kräften kommen kann. Bei Diabetes kann man ein Futter mit weniger Kohlenhydraten geben.

Hungerstreik

Wir wissen selbst, dass der Appetit meist nachlässt, wenn man krank ist. Bei Hunden ist es genauso. Außerdem sind die Diätfutter meist nicht so lecker wie das gewohnte Fressen! Viele Besitzer stehen also vor einem Problem: Sie haben für viel Geld einen Sack Spezialdiät gekauft und nun verweigert ihr Hund das teure Mahl! Viele Besitzer setzen sich zusätzlich unter Stress, weil sie befürchten, dass ihr Tier ohne dieses Futter nicht oder nur schwer wieder gesundet. Auch wenn eine speziell konzipierte Diät einen Heilungsverlauf unterstüzen kann, so sind doch noch viele andere Faktoren mit an der Genesung beteiligt. Versuchen Sie doch einmal die Tipps auf dieser Seite, um Ihrem Hund die Diät schmackhaft zu machen. Stressen Sie sich und den Hund aber nicht unnötig, wenn er sie trotzdem verweigert – zum Fressen zwingen können Sie ihn ohnehin nicht. Wichtig ist die Ernährung vor allem bei Diabetes, Harnsteinen und Leberkrankheiten.

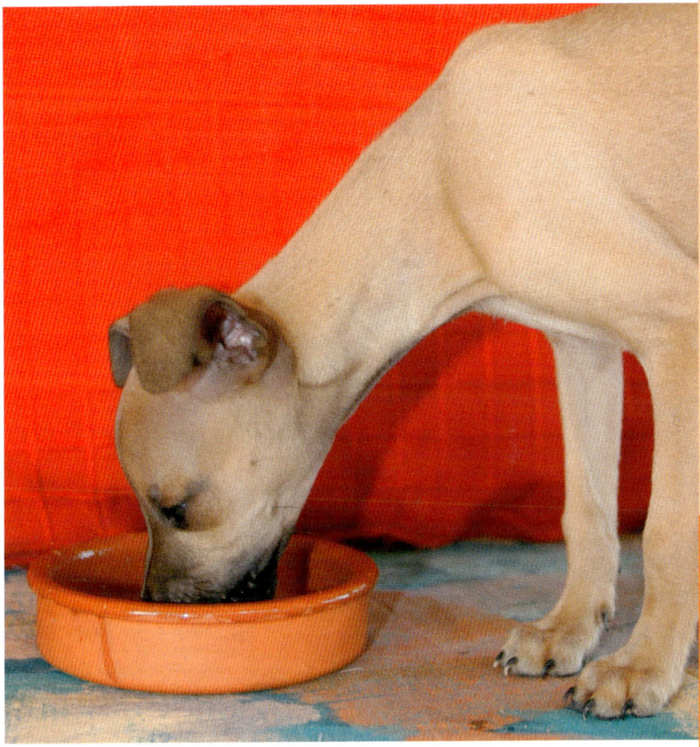

Auch für die Heilungsphase gibt es spezielles Futter.

SMART Tricks

- **Dosenfutter** können Sie kurz in der Pfanne anbraten, viele Hunde akzeptieren es dann besser.
- **Mischen Sie** ein wenig Babykost aus dem Gläschen unter – viele Hunde lieben es über alles!
- **Stellen Sie** den Hund stufenweise um: Mischen Sie zuerst wenig Diätfutter unter sein gewohntes Fressen, erhöhen Sie den Anteil mit jedem Tag.
- **Wenn alles nichts** hilft, fragen Sie Ihren Tierarzt nach Rezepten zum Selberkochen.

Magendrehung: So beugen Sie vor!

Die Magendrehung ist eine der gefürchtetsten Krankheiten bei Hunden. Wird der Hund nicht innerhalb kurzer Zeit operiert, so stirbt er. Und selbst mit Operation beträgt die Überlebensrate weniger als 60 %. Die genauen Ursachen kennt man nicht, wohl aber einige wichtige Faktoren.

Vor allem Riesenrassen sind gefährdet. Man vermutet, dass eine „lockere" Aufhängung des Magens dazu beiträgt, dass dieser sich unter bestimmten Umständen um seine eigene Achse dreht. Durch die Abklemmung großer Blutgefäße kommt es zum Kreislaufschock. Außerdem können Teile der Magenwand absterben.

Weitere Risikofaktoren

Die Magendrehung tritt typischerweise kurze Zeit bis wenige Stunden nach der Fütterung auf. Werden Hunde spätabends gefüttert, bleiben nächtlichen Symptome einer Magendrehung dann oft vom Besitzer unbemerkt. Darum empfiehlt es sich, sofern der Hund die Nacht nicht im Schlafzimmer verbringt, die Hauptmahlzeit nicht nach 18 Uhr zu geben. Immer wieder wurden übrigens bestimmte Nahrungsmittel oder Zusatzstoffe im Fertigfutter als Risikofaktoren angesehen. Bewiesen worden sind solche Vermutungen allerdings bisher nicht.

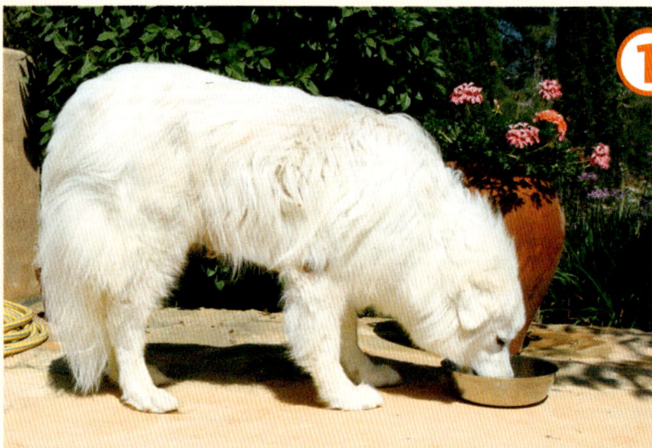

1

◂ **Hindern Sie** den Hund am hastigen Schlingen. Dabei wird viel Luft abgeschluckt, außerdem nimmt der Hund größere Futtermengen auf als bei einer „gemächlichen" Mahlzeit. Haben Sie mehrere Hunde, füttern Sie sie getrennt. Geben Sie außerdem gefährdeten Hunden (vor allem Riesenrassen) lieber drei kleinere Mahlzeiten als eine große. Verschließen Sie Mülleimer, Futtersäcke und sonstige Nahrungsmittel gut, um eine unkontrollierte Aufnahme zu vermeiden!

Wie erkenne ich eine Magendrehung?

Bevor der Magen sich drehen kann, muss er sich normalerweise füllen: entweder mit Futter, Flüssigkeit oder Gas. Dieses Gas schluckt der Hund entweder als Luft beim Fressen mit ab oder es bildet sich während der Verdauung. Hat sich der Magen erst einmal gedreht, kann der Inhalt – ob fest, flüssig oder gasförmig – weder nach hinten noch nach vorne transportiert werden. Weiteres Gas kann sich nun bilden und die Beschwerden verschlimmern. Der Hund empfindet anfangs ein starkes Völlegefühl, er streckt Kopf und Hals nach vorne und versucht, (erfolglos) zu erbrechen. Manchmal fällt auch ein deutlich aufgedunsener Leib auf. Im fortschreitenden Stadium kommen die Symptome des Kreislaufschocks dazu: Der Hund wird schwach und atmet schwer. Bereits beim Verdacht einer Magendrehung sollten Sie umgehend einen Tierarzt konsultieren, denn je mehr Zeit bis zur lebensrettenden Operation verstreicht, desto schlechter wird die Prognose.

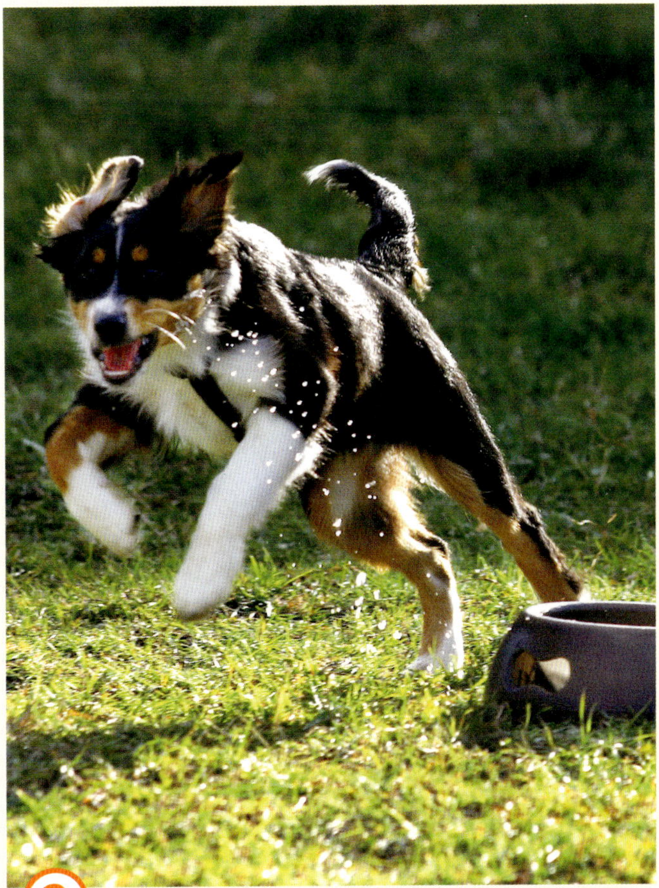

2 ▲ **„Nach dem Essen** sollst Du ruhn …“: Dieses Motto ist für gefährdete Hunde ein Muss. Eine Stunde vor und zwei Stunden nach dem Essen ist jede körperliche Anstrengung tabu. Das gleiche gilt für die Aufnahme größerer Wassermengen. Ist Ihr Hund erhitzt, geben Sie ihm anfangs nur eine kleine Menge Wasser (bitte nie aus dem Kühlschrank!) zur Erfrischung. Auf längeren Wanderungen sollten Sie immer einen Wasservorrat für den Hund dabei haben und ihm regelmäßig eine kleine Menge anbieten. Auch direkt nach einer Mahlzeit sollte der Hund nur eine mäßige Menge Wasser zu sich nehmen. Stellen Sie Zuhause außerdem einen „Fütterungsplan“ auf: Im Idealfall ist nur eine Person für das Fressen zuständig, um versehentliche doppelte Fütterungen auszuschließen.

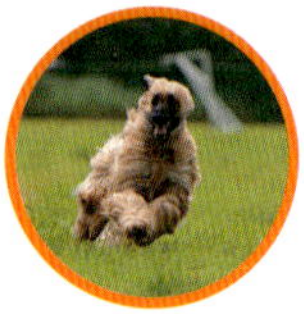

Allergien & Co.

Allergien gegen Futtermittel machen bei Hunden 1–5 % aller Hauterkrankungen aus; unter allen Allergien liegt ihr Anteil zwischen 10 und 15 %. Der Verdacht auf eine Futtermittelallergie ist schnell ausgesprochen – der Nachweis allerdings ist gar nicht so einfach.

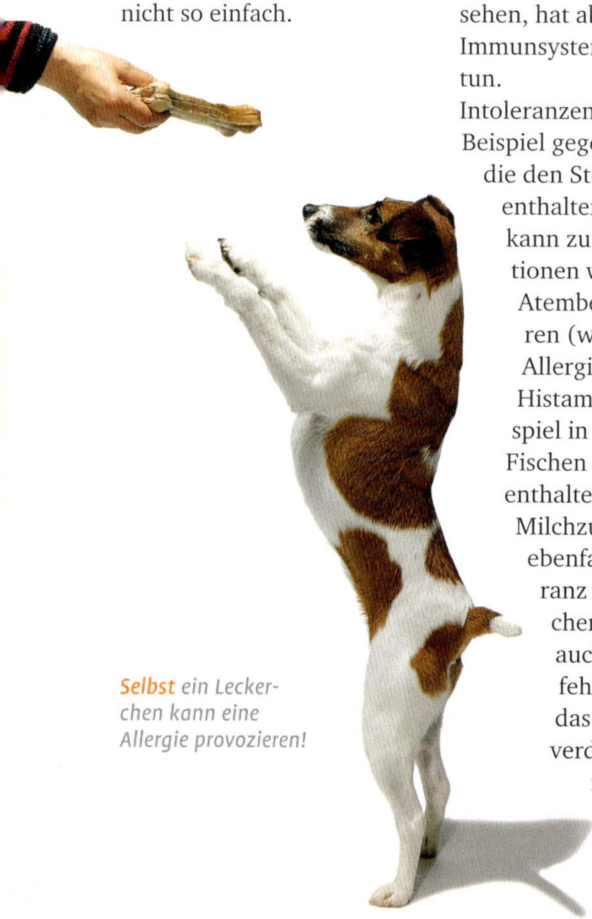

Selbst ein Leckerchen kann eine Allergie provozieren!

Allergie oder Intoleranz?

Eine „richtige“ Allergie ist eine Überreaktion des Immunsystems auf bestimmte proteinhaltige Stoffe. Eine Intoleranz (Unverträglichkeit) kann zwar ähnlich aussehen, hat aber mit dem Immunsystem nicht viel zu tun.

Intoleranzen gibt es zum Beispiel gegen Lebensmittel, die den Stoff Histamin enthalten, denn dieser kann zu heftigen Reaktionen wie Juckreiz und Atembeschwerden führen (was dann einer Allergie sehr ähnelt). Histamin ist zum Beispiel in bestimmten Fischen wie Makrelen enthalten.

Milchzucker kann ebenfalls eine Intoleranz auslösen: Manchen Hunden (und auch Menschen) fehlt ein Enzym, das Milchzucker verdaut. Deshalb reagieren sie mit Durchfall auf Milch.

In anderen Lebensmitteln sind Stoffe enthalten, die für Hunde giftig sind: Schokolade und Zwiebeln sind Beispiele hierfür.

Und schließlich können Futtermittel auch durch Gifte verunreinigt sein, die durch Bakterien oder Pilze gebildet wurden und die zu heftigen Reaktionen führen.

Die echte Allergie richtet sich immer gegen Proteine (z. B. Fleisch) oder proteinhaltige Futterbestandteile (z. B. Weizengluten). Sie kann bereits vor dem ersten Lebensjahr des Hundes ausbrechen. Typisch ist, dass der Hund das entsprechende Lebensmittel bereits eine ganze Zeit lang ohne Probleme gefressen hat und „plötzlich“ allergisch darauf reagiert.

Wie erkenne ich eine Futtermittelallergie?

Die typischen Zeichen sind Hautveränderungen, manchmal auch Juckreiz. Frisst der Hund den Auslöser nur ab und zu, so beginnt der Juckreiz 4 bis 24 Stunden nach der Mahlzeit. Ist der Hund gegen einen Bestandteil seiner täglichen Mahlzeit allergisch, so kann er sich rund um die Uhr kratzen. Da der Körper schon häufiger mit dem Auslöser konfrontiert gewesen sein muss, bevor die Allergie ausbricht, sind typische so genannte Allergene vor allem gebräuchliche Futtermittel wie Rindfleisch oder Sojaprotein. Bekommt der Hund vor allem Lamm oder Huhn, so kann er natürlich auch auf diese Eiweißquellen allergisch reagieren.

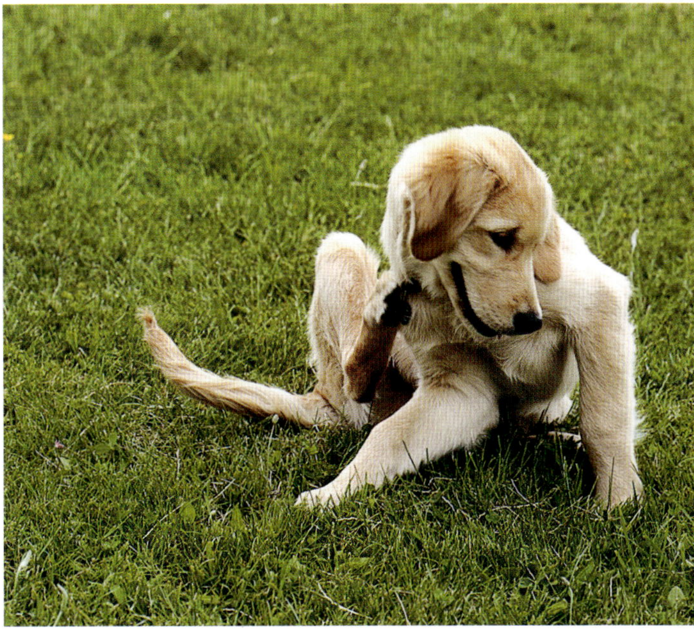

Juckreiz ist ein typisches Symptom bei Futtermittelallergien.

Ab zum Tierarzt!

Besteht der Verdacht auf eine Allergie, so wird der Tierarzt die Eliminationsdiät empfehlen. Diese dauert zwar eine Weile und erfordert die Unterstützung aller Familienmitglieder, ist aber wesentlich aussagefähiger als ein Bluttest. Der Hund bekommt für sechs bis zehn Wochen nur selbst zubereitetes Futter mit Bestandteilen, die er vorher noch nie gefressen hat (z. B. Hüttenkäse und Kartoffeln). Ganz wichtig: In dieser Zeit darf er nichts anderes bekommen, denn alles könnte eine Allergie auslösen! Selbst ein einzelnes kleines Leckerchen kann den Erfolg der Eliminationsdiät zunichte machen. Nach der Zeit gibt man ihm eines der „verdächtigen" Lebensmittel (z. B. Rind) und beobachtet die Reaktion. So tastet man sich voran, bis der oder die Auslöser bekannt sind. Wichtig: Führen Sie die Diät nicht auf eigene Faust, sondern unter tierärztlicher Anleitung durch.

SMART

Allergisch – was nun?

- **Stehen die** Auslöser fest, werden sie vom Speiseplan gestrichen.
- **Ernähren Sie** den Hund am besten mit selbst zubereiteter Nahrung, z. B. mit den Komponenten der Eliminationsdiät, ergänzt durch Vitamine und Mineralien.
- **Manchmal reagiert** der Hund allergisch auf ein Protein im Fertigfutter, verträgt das gleiche Protein aber, wenn er es frisch und selbst zubereitet bekommt.

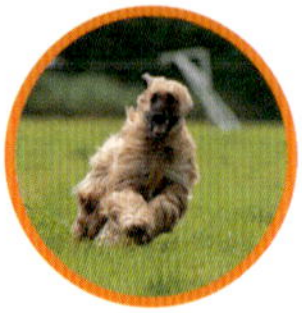

Je nach Rasse

Brauchen bestimmte Hunderassen spezielles Futter? Es kommen immer mehr Spezialfutter für Rassehunde auf den Markt. Was sie von „normalem" Futter unterscheidet, sind einzelne besonders ausgewählte Zutaten und bei manchen auch eine besondere Struktur. Werfen wir einmal einen näheren Blick darauf!

Angefangen hat alles mit einem Spezialfutter für Deutsche Schäferhunde. Bei dieser Rasse kommt eine erblich bedingte Unterfunktion der Bauchspeicheldrüse häufiger vor als bei anderen Rassen. Ein Hersteller reagierte darauf und brachte ein Spezialfutter auf den Markt, dessen Bestandteile besonders leicht verdaulich (und so weniger belastend) sind. In der Zwischenzeit gibt es Spezialfutter für eine ganze Reihe weiterer Rassen.

Schon alleine die Futtermenge unterscheidet sich je nach Rasse erheblich!

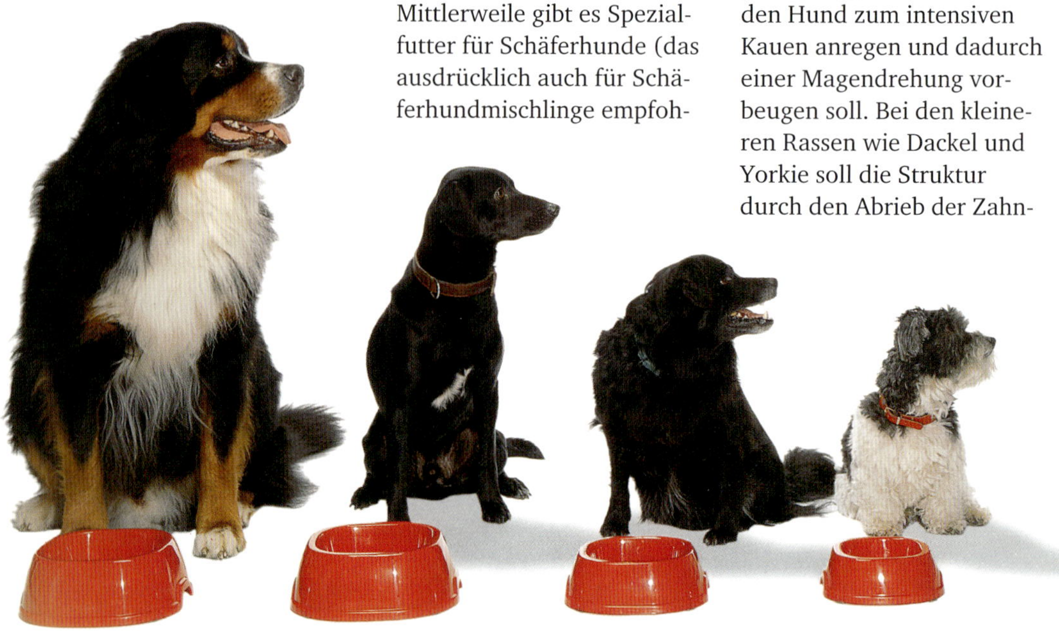

Schäferhund, Yorkshire Terrier & Co.

Mittlerweile gibt es Spezialfutter für Schäferhunde (das ausdrücklich auch für Schäferhundmischlinge empfohlen wird), Dackel, Pudel, Boxer, Bulldoggen, Labradore und Yorkshire Terrier. Außerdem kann man spezielles Futter für weiße Hunde kaufen.

Die einzelnen Brocken dieser Trockenfutter sind speziell für diese Rassen entwickelt worden: Beim Boxer zum Beispiel haben sie eine geschwungene Form, die den Hund zum intensiven Kauen anregen und dadurch einer Magendrehung vorbeugen soll. Bei den kleineren Rassen wie Dackel und Yorkie soll die Struktur durch den Abrieb der Zahn-

steinbildung vorbeugen. Das Futter der üppig behaarten Hunde wie Yorkie und Pudel ist mit besonderen Fettsäuren angereichert, die für ein gesundes und glänzendes Fell sorgen sollen.
Bulldoggen und Boxer neigen zu Blähungen. Darum enthält ihr Futter explizit ausgewählte Proteine, Kohlenhydrate und Ballaststoffe, die einer bakteriellen Überwucherung im Dickdarm entgegenwirken sollen.
Bei den meisten Rassen sind bestimmte Antioxidantien zugefügt, denen (je nach Rasse) besondere Wirkungen zugeschrieben werden: Beim langlebigen Dackel beispielsweise als Anti-Aging-Komplex, beim Pudel zum Erhalt seiner Intelligenz, beim Boxer als Schutz der Herzmuskelzellen.
Der oft sehr wählerische Yorkie soll mit einer patentierten Geschmacksformel zum Fressen animiert werden.
Wird die Nachfrage nach diesen Produkten einen Bedarf des Marktes bestätigen, so kommen in Zukunft bestimmt noch mehr spezielle Rassefutter in den Handel.

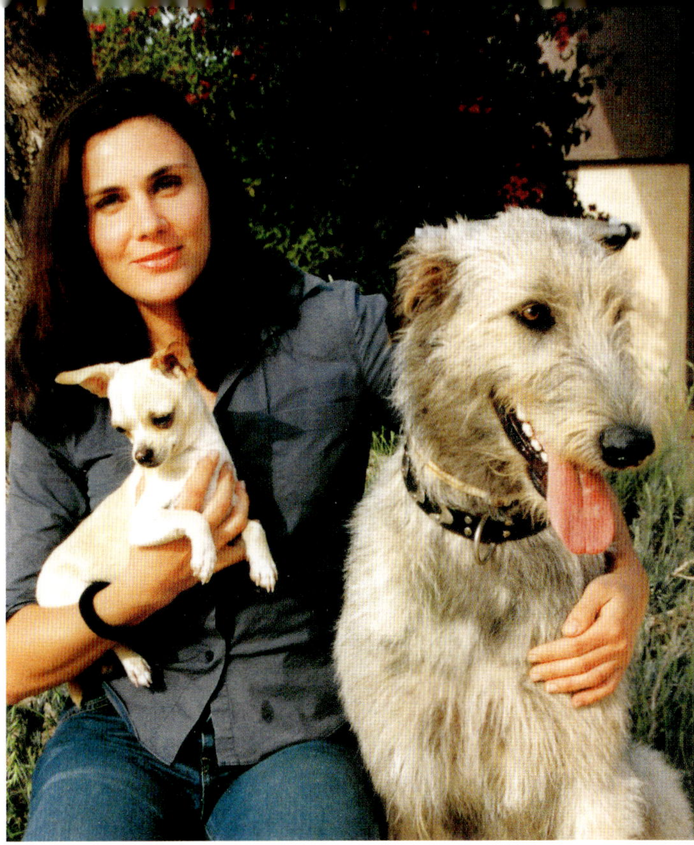

Ob Riese oder Zwerg: Die Grundbedürfnisse sind gleich!

SMART

Rasse egal!

- **Ob Rasse** oder Mischling: Jeder Hund ist auch ein Individuum und verträgt ein Futter besser oder schlechter.
- **Während des Fellwechsels** dürfen Sie vor allem Ihren langhaarigen Hund mit einer Extraration essentieller Fettsäuren (z. B. in Lachsöl) unterstützen.
- **Fragen Sie** auch Ihren Züchter nach seinen Erfahrungen!

Geht's auch ohne?

Keine Angst, wenn Sie Ihren Schäferhund (Dackel, Boxer etc.) nicht mit einem auf seine Rasse zugeschnittenen Futter ernähren! Zwar handelt es sich bei den beschriebenen Futtermitteln durchweg um Super-Premium-Produkte, die unter allen Fertigfuttertypen eine sehr hohe Qualität haben. Auf der anderen Seite handelt es sich auch um eine sehr clevere Marketingstrategie! Viele der angepriesenen Inhaltstoffe sind in anderen Super-Premium-Futtersorten (die ja meist nach Größe und Alter des Hundes eingeteilt sind) ebenfalls so oder in ähnlicher Form enthalten.

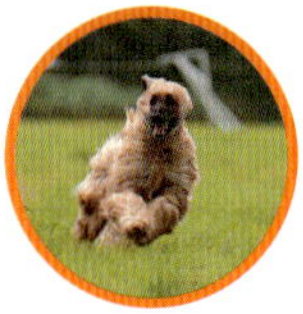

Schongang

Wenn Ihr Hund erbricht oder Durchfall hat, muss der erste Gang zum Tierarzt führen. Gerade bei Welpen könnte eine ernste Erkrankung die Ursache sein. In vielen Fällen wird der Tierarzt aber lediglich eine Magen-Darm-Verstimmung diagnostizieren, vielleicht weil der Hund aus einer schmutzigen Pfütze getrunken hat.
Auch wenn Hunde eigentlich einen sehr robusten Magen haben, kann es vorkommen, dass sie ihn sich einmal verderben. Manche Hunde sind die geborenen Unratvertilger und verschlingen alles, was sie unterwegs finden. Andere wiederum fangen im Winter mit Begeisterung Schneebälle und sind so besondere Kandidaten für die so genannte „Schneegastritis“. Natürlich sollten Sie mit einem Hund, der sich sichtlich unwohl fühlt und erbricht oder Durchfall hat, zuerst einmal den Tierarzt konsultieren. Bei einem erwachsenen, sonst gesunden Hund wird oft für die ersten 24 Stunden das Futter entzogen. Reicht dies noch nicht aus, wird eine vorübergehende Schonkost verordnet, um den gereizten Verdauungstrakt des Hundes zu entlasten. Neben den kommerziellen Magen-Darm-Diäten, die als Trocken- oder Dosenfutter angeboten werden, können Sie auch selbst als Diätkoch aktiv werden.

Weitere Gründe für Durchfall

Erbliche Erkrankungen der Bauchspeicheldrüse: Kommen vor allem beim Deutschen Schäferhund vor.

Lebensgefährliche Virusdurchfälle wie die Parvovirose können vor allem bei ungeimpften Welpen auftreten.

Manche Hunde reagieren auf Stress mit Durchfall. Besonders häufig kann man dies bei Hochleistungshunden und Diensthunden (z. B. bei der Polizei) beobachten.

Was bekommt und was tabu ist

Während einer akuten Magen-Darm-Erkrankung sollte die Ernährung leicht verdaulich, fettarm und ballaststoffarm sein. Als Proteinquelle empfiehlt sich zum Beispiel mageres Geflügelfleisch wie Huhn oder Truthahn, wahlweise kann auch Hüttenkäse angeboten werden. Als Kohlenhydratquelle eignen sich gekochter Reis oder gekochte Kartoffeln. Das Verhältnis von Protein zu Kohlenhydrat sollte 1:2 betragen. Füttern Sie lieber mehrere kleine Portionen über den Tag verteilt als eine große. Sie können die Tagesration auf einmal zubereiten und sie dann im Kühlschrank aufbewahren. Natürlich werden die Einzelportionen dann auf Zimmertemperatur erwärmt! Unter Umständen wird Ihnen der Tierarzt zusätzlich eine Elektrolytlösung mitgeben oder verschreiben, die Sie dem Trinkwasser zugeben, um eventuelle Mineralienverluste wieder auszugleichen. Vermeiden sollten Sie in dieser Zeit alle zusätz-

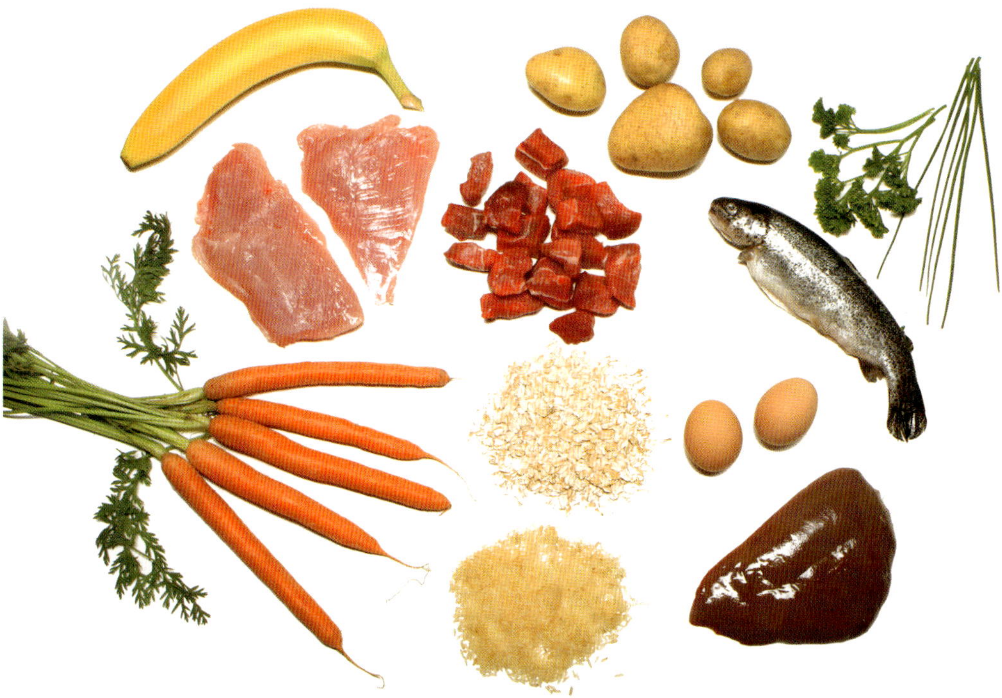

Schonkost *können Sie selbst aus bekömmlichen Zutaten bereiten.*

lichen Nahrungsmittel. Vor allem sehr fettes und sehr süßes (wie Honig) ist tabu! Sobald sich die Verdauung des Hundes reguliert hat, mischen Sie wieder schrittweise das gewohnte Futter unter die Diät.

Blähungen

Stinkende „Abgase“ können sich als eine ganz schöne Belastungsprobe in einer sonst ungetrübten Mensch-Hund-Beziehung erweisen! Oft sind sie ein Hinweis darauf, dass der Hund das Futter nicht optimal verdauen kann. Überprüfen Sie die Futterzusammensetzung: Potentielle „Pups“förderer sind Hülsenfrüchte (inkl. Soja), Milchzucker (Milch, Quark), tierische Bindegewebe („minderwertiges“ Protein), Vollkornprodukte. Da einige dieser Zutaten häufig für Fertigfutter verwendet werden, kann der Hund auch darauf mit Blähungen reagieren! Sie können den Hund entweder auf ein anderes, hochwertigeres Produkt umstellen oder seine Nahrung mit leicht verdaulichen Komponenten selbst zubereiten. Diverse Fleischsorten, Ei oder Hüttenkäse kombiniert mit Reis oder Kartoffeln sind besonders leicht verdaulich.

SMART

Verstopfung

- **Bei Verstopfung** gilt die Devise: Ab zum Tierarzt! Unbehandelt kann sich das Problem rasch verschlimmern und muss dann vielleicht sogar in Narkose behandelt werden. In unkomplizierten Fällen können Sie mit abführenden Mitteln nachhelfen: Milch oder Milchzucker, frische Leber, evtl. getrocknete Aprikosen.
- **Zu viel Knochen,** zu viel oder zu wenig Ballaststoffe können zu Verstopfung führen.

Infoecke

Literatur

- **Case, L.; Carey, D. und Hirakawa, D.: Ernährung von Hund und Katze.** Schattauer Verlag, Stuttgart 1999.
- **Meyer, H. und Zentek, J.: Hunde richtig füttern.** Verlag Eugen Ulmer, Stuttgart 2004.

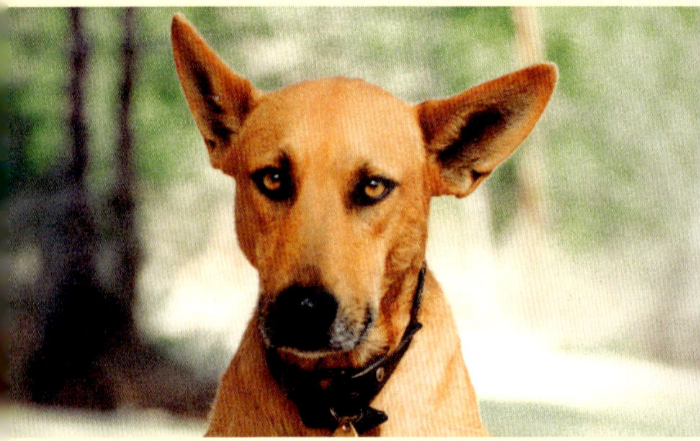

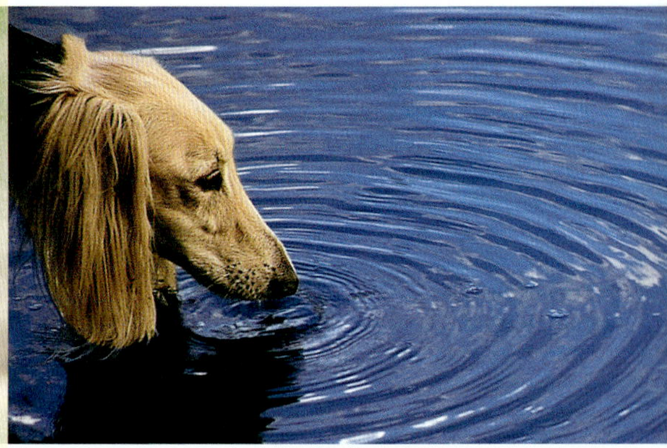

Making Of

Die Autorin Dr. med. vet. Anna Laukner ist als Tierärztin im In- und Ausland tätig. Sie hat zahlreiche Artikel und Bücher rund um Heimtiere verfasst.

Die Fotografin Regina Kuhn ist freischaffende Fotodesignerin und Autorin mit jahrelanger Erfahrung in der Fotografie von Tieren.

Der Verlag, die Fotografin und die Autorin danken für die freundliche Unterstützung der Fotoaufnahmen dem Heimtierland, Stuttgart West, sowie den Viebeinern Anka, Anna, Balu, Bogart, Doro, Emily, Enya, Ferdinand, Jamie, Jeanny, Indie, Oskar, Nessim,Raudi und Sidney.

Bildquellen

- **Jürgen Bräuer:** Seite 44/45
- **Martina Czolgoczewski:** Seite 7, 8, 10, 12, 13 (2), 30, 33, 36, 41, 42, 43 (3), 47, 51, 52, U3
- **Klein-Hubert-photo:** Seite 6
- **Dieter Kothe:** Seite 55
- **Andrea Mock:** Seite 57
- **Horst Streitferd:** Seite 18
- Alle Zeichnungen von Anna Laukner.
- **Regina Kuhn** alle anderen Fotos und Titelbild

Adressen

▸ **Institut für Tierernährung der Universität Zürich,**
Winterthurer Str. 260
CH - 8057 Zürich
Tel. 0041/1/6358 801

▸ **Institut für Tierernährung und Diätetik der Tierärztlichen Fakultät der Ludwig-Maximilians-Universität München,**
Schönleutnerstraße 8
85764 Oberschleißheim
Tel. 089/2180-78780

Impressum

Bibliografische Information der Deutschen Bibliothek
Die Deutsche Bibliothek verzeichnet diese Publikation in der Deutschen Nationalbibliografie; detaillierte bibliografische Daten sind im Internet über http://dnb.ddb.de abrufbar.

Wollgrasweg 41, 70599 Stuttgart (Hohenheim)
E-Mail: info@ulmer.de
Internet: www.ulmer.de
Lektorat: Dr. E.-M. Götz
Redaktionelle Bearbeitung: textory mediaService
Umschlag- und Innengestaltung: X-Design, München
DTP: juhu media, Susanne Dölz, Bad Vilbel
Druck und Bindung: Litotipografia-editrice Alcione, Trento
Printed in Italy
ISBN-10: 3-8001-4925-7
ISBN-13: 978-3-8001-4925-4

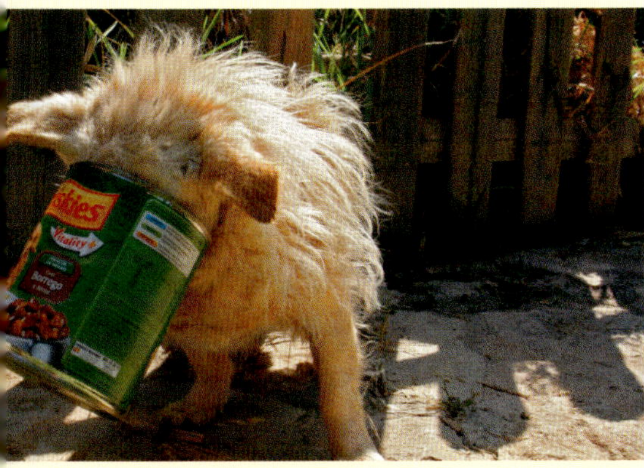

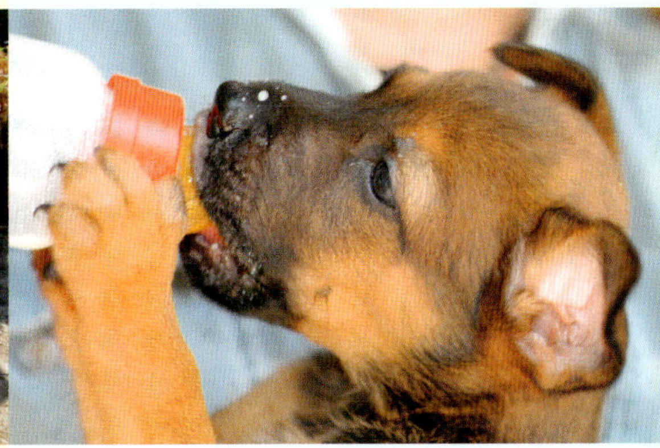

Internet

▸ **www.apbt.at**
Nährwerttabelle,
erst auf Ernährung, dann auf Rohfütterung klicken

▸ **www.futterschuessel.org**
Forum zum Thema

(Hinweis: Der Verlag Eugen Ulmer ist nicht für den Inhalt von Links verantwortlich)

Haftung

Für Ihr Heimtier tragen Sie selbst die Verantwortung. Die in diesem Buch enthaltenen Empfehlungen und Angaben sind vom Autor mit großer Sorgfalt zusammengestellt und geprüft worden. Eine Garantie für die Richtigkeit der Angaben kann aber nicht gegeben werden. Der Autor und der Verlag übernehmen keinerlei Haftung für Schäden und Unfälle.

Register

SPEZIAL

Kluge Tipps für SMART-KIDS

Schlaue Extras

So kannst du das Fressen für deinen Hund mit jeder Menge Spiel und Spaß zusätzlich aufpeppen.

In manchen Dingen sind die Hunde uns Menschen ganz schön ähnlich: Sie haben ein Lieblingsessen, für das sie (fast) alles tun würden. Andere Sachen dagegen mögen sie nicht so gerne.

Außerdem können sie ganz schön sauer werden, wenn man ihnen das Futter vor der Nase wegschnappt. Deshalb darf man Hunde auch auf keinen Fall beim Fressen stören!

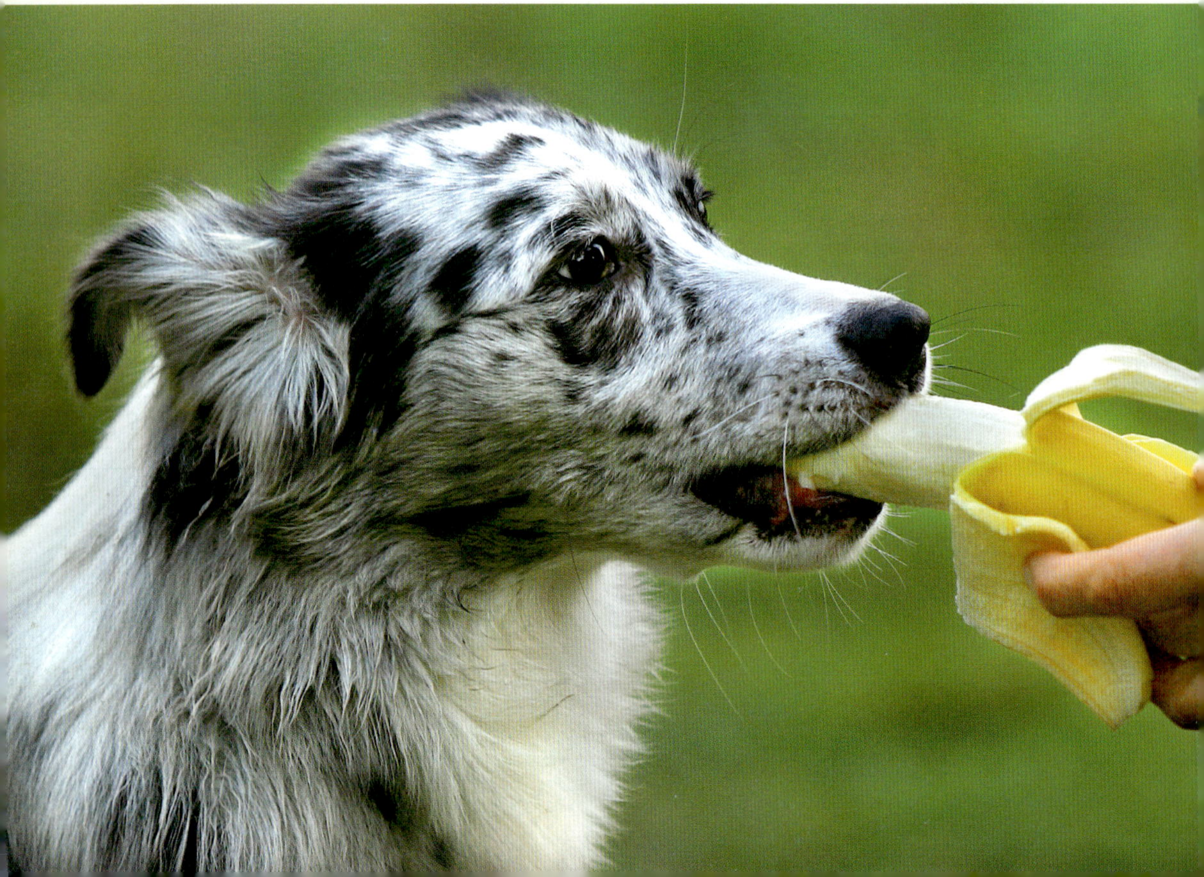